临床药学基础与用药规范

主编 于 淼 等

吉林科学技术出版社

图书在版编目（CIP）数据

临床药学基础与用药规范 / 于淼等主编. -- 长春：
吉林科学技术出版社，2021.8
ISBN 978-7-5578-8229-7

Ⅰ．①临… Ⅱ．①于… Ⅲ．①临床药学②药物学
Ⅳ．①R9

中国版本图书馆CIP数据核字(2021)第116865号

临床药学基础与用药规范

主　　编　于　淼　等
出 版 人　宛　霞
责任编辑　许晶刚
助理编辑　陈绘新
封面设计　德扬图书
制　　版　济南新广达图文快印有限公司
幅面尺寸　185mm×260mm
字　　数　147千字
印　　张　6.125
印　　数　1-1500 册
版　　次　2021年8月第1版
印　　次　2022年5月第2次印刷

出　　版　吉林科学技术出版社
发　　行　吉林科学技术出版社
地　　址　长春市福祉大路5788号
邮　　编　130118
发行部电话/传真　0431-81629529 81629530 81629531
　　　　　　　　　81629532 81629533 81629534
储运部电话　0431-86059116
编辑部电话　0431-81629518
印　　刷　保定市铭泰达印刷有限公司

书　　号　ISBN 978-7-5578-8229-7
定　　价　50.00元

版权所有　翻印必究　举报电话：0431-81629508

编 委 会

主　编：于　淼　鞠建峰　张小平　赵培松

　　　　李宝来　孟　华　霍　婷　陈　菡

副主编：刘园园　梁　刚　冯跃平　邓谷霖　周　艳　李思治

　　　　孟洪霞　薛　雪　姚　晨　张　静　郭绍梅

编　委：（按照姓氏笔画）

　　　丁维娜　中国人民解放军联勤保障部队第九六七医院旅顺口医疗区

　　　于　淼　中国人民解放军联勤保障部队第九六二医院

　　　马万强　中国人民解放军联勤保障部队第九六七医院

　　　马星科　南阳医专附属中医院

　　　邓谷霖　西南医科大学附属中医医院

　　　冯跃平　西南医科大学附属中医医院

　　　刘园园　新疆医科大学第七附属医院

　　　李宝来　青岛市市立医院

　　　李思治　中国人民解放军联勤保障部队第九八三医院

　　　张小平　济南市中医医院

　　　张　静　包头市肿瘤医院

　　　陈　菡　中国人民解放军北部战区总医院

　　　周　艳　中国人民解放军联勤保障部队第九二一医院

　　　孟　华　石河子大学医学院第一附属医院

　　　孟洪霞　无棣县人民医院

　　　项　勇　中国人民解放军联勤保障部队第九六七医院

　　　赵培松　潍坊市人民医院

　　　姚　晨　中国人民解放军中部战区总医院

　　　郭绍梅　莱州市人民医院

　　　梁　刚　西南医科大学附属中医医院

　　　薛　雪　中国人民解放军海军第九七一医院

　　　霍　婷　内蒙古医科大学第二附属医院

　　　鞠建峰　山东中医药大学附属医院

前　言

医院药学工作是医院工作的重要组成部分,其主要职责是为保障临床用药而进行的采购、质量管理、调剂、静脉用药集中调配、医院制剂配制等药品的管理工作;开展治疗药物监测、用药咨询;参与临床药物治疗以及新药研发、制剂研发;临床药学应用于基础研究等技术工作。医院药学工作应为临床医学提供多元化的药学专业技术服务和医院药事管理,医院药学工作应建立以患者为中心的药学管理工作模式,开展以患者合理用药为核心的临床药学工作。

药学服务要求药师不仅要提供合格药物,更重要的是关注疾病的合理治疗,要对疾病治疗过程进行决策,包括药品的选择、计量的确定、给药方法的优化以及治疗效果的评估等。这就要求药学工作者除了具备很好的药学药理知识外,还必须具有一定的医学知识、临床医学知识和药学交叉学科的知识。为加强医院药剂科技术管理,提高药品质量,增强药品疗效,确保患者用药安全有效,为进一步提高药学工作者的水平,本编委会人员在多年经验基础上,参考诸多书籍资料,认真编写了此书,望谨以此书为广大药学工作者提供微薄帮助。

本书共三章,介绍了药学基础及临床常用药物,内容包括:药理学、药学概论、特殊人群用药。

由于本编委会人员均身负一线工作,加上编写时间仓促,故难免有错误及不足之处,恳请广大读者批评指正,以更好地总结经验,以起到共同进步、提高药学工作水平的目的。

《临床药学基础与用药规范》编委会

2021 年 8 月

前　言

目　　录

第一章 药理学

第一节 药物效应动力学

一、药物作用的基本规律

(一)药物作用与药理效应

药物作用(drug action)是指药物对机体的初始作用。药理效应(pharmacological effect)是指受药物作用后机体产生的表现。前者是动因,后者是结果,例如肾上腺素激动 α 受体,引起血管收缩、血压上升,初始作用是激动 α 受体,药理效应是血管收缩、血压上升,两者之间有因果关系。由于药物作用与药理效应的涵义接近,通常互相通用,但二者同时使用时,应体现出其先后顺序。

药物的基本作用是指药物对机体原有功能活动的影响。功能提高为兴奋(excitation),如肌肉或血管收缩、心率加快、血压升高、尿量增加、酶活性升高等。过度兴奋称为"亢进"。功能降低则为抑制(inhibition),如中枢神经系统兴奋性降低、血压下降、肌肉松弛等。过度抑制使功能活动接近停止称为"麻痹"。药理效应的整体表现有时比较复杂,同一药物对不同器官、组织的作用会有所不同。如强心苷类药物加强心肌收缩力,但减慢心率、抑制房室间的传导;吗啡抑制痛觉和呼吸中枢,但兴奋胃肠道、胆道和泌尿道平滑肌。

(二)局部作用和吸收作用

根据药物的作用范围,可将药物作用分为局部作用和吸收作用。①局部作用:药物吸收进入血液循环之前,在用药部位产生的直接作用称为局部作用。如局部麻醉药普鲁卡因对感觉神经的麻醉作用。有些药物口服给药不吸收,只在肠道产生局部作用,如口服硫酸镁导泻;②吸收作用:药物被吸收进入血液后,随着血液循环分布到全身各器官、组织后所呈现的作用称为吸收作用,也称全身作用。如阿司匹林口服后可产生解热、镇痛及抗炎等作用。

(三)药物作用的选择性

药物进入机体后并不是对所有的组织或器官都产生作用,而是具有选择性(selectivity),有些药物对机体可产生多种作用,而有些药物只影响机体的一种功能。前者选择性低,后者选择性高。例如洋地黄吸收后可分布到全身,但只对心脏有增强心肌收缩力的作用,表现出较强的选择性。

药物作用的选择性是药物的分类依据和临床选用药物的基础。选择性高的药物作用专一,不良反应较少,但临床应用范围较窄;选择性低的药物作用针对性不强,不良反应较多,但应用范围较广。

多数药物的药理效应是通过专一性的化学反应来实现的,称为特异性(specificity)。如阿托品特异性地阻断 M 受体,但对其他受体影响很小。选择性与特异性不一定始终是平行关系,如吗啡特异性地激动阿片受体,但可产生镇痛、抑制呼吸、催吐、缩小瞳孔以及兴奋胃肠平滑肌等作用。

（四）药物作用的两重性

药物在使用过程中，会出现两种结果，对人体既有防治疾病的作用，也会产生不良反应，即药物作用的两重性。

1. 防治作用　防治作用可分为预防作用和治疗作用。预防作用是指提前用药防止疾病发生的药物作用，如小儿注射麻疹减毒活疫苗预防麻疹。治疗作用是指对疾病进行治疗的药物作用，如注射哌替啶缓解手术后患者的疼痛。根据治疗作用的效果，即疗效，可将治疗作用分为对因治疗（etiological treatment）、对症治疗（symptomatic treatment）和补充治疗（supplementary treatment）。对因治疗可以消除原发致病因子，达到根治目的，如使用抗生素杀灭病原体。对症治疗的目的是缓解症状，减轻患者痛苦，如使用阿司匹林使发热患者体温降至正常。补充治疗又称替代治疗（replacement therapy），是将药物作为代用品补充体内营养物质或代谢物质的不足。

通常情况下，对因治疗较为重要，但对因治疗与对症治疗的重要性是相对的，如当出现病因未明、目前尚无有效的对因治疗药物或对因治疗药物尚未发挥作用时，特别是某些危重急症，如休克、惊厥、急性心力衰竭、高热、剧痛以及呼吸困难等，如不及时加以治疗，可能危及患者生命，必须立即采取有效的对症治疗，此时对症治疗便显得更为迫切和重要。因此，在治疗疾病时，对因治疗和对症治疗是相辅相成的，二者不可偏废。祖国医学在这方面总结了宝贵的经验，提倡"急则治其标，缓则治其本"，达到"标本兼治"，这是临床实践过程中应遵循的原则。

2. 不良反应　不良反应（adverse reaction）是指与用药目的无关，并给患者带来不适、痛苦甚至危害的反应。多数不良反应是药物固有的效应，即与药理作用及药物剂量有关，如副作用、毒性反应、后遗效应、继发反应等；有些不良反应与患者的机体状况有关，如过敏反应、特异质反应等；有些不良反应与连续用药有关，如耐受性和依赖性等。少数药物可引起不可逆的较严重不良反应，称为药源性疾病（drug-induced disease），如庆大霉素引起的耳聋、博来霉素引起的肺纤维化等。

（1）副作用：药物在治疗剂量时出现的与用药目的无关的作用称为副作用（side effect），又称副反应（side reaction）。副作用是药物固有的作用，它可给患者带来不适，但多不严重，危害不大，停药后即可恢复。副作用产生的原因与药物的选择性不高有关。当把某一药理作用作为治疗作用时，其他作用就成了副作用。如阿托品用于解除胃肠平滑肌痉挛时，可出现口干、心悸等副作用。副作用一般是可以预知的，并可采取措施予以减轻，如红霉素有胃肠刺激作用，饭后服或服用肠溶片便可减轻。

（2）毒性反应：毒性反应（toxic reaction）是指用药剂量过大、药物在体内蓄积过多时产生的危害性反应。急性毒性反应多损害循环、呼吸、神经等系统的功能；慢性毒性反应多损害肝脏、肾脏、内分泌及造血系统的功能。致畸胎（teratogenesis）、致癌（carcinogenesis）和致突变（mutagenesis）合称"三致"反应，是药物损伤细胞遗传物质所致的特殊毒性作用，也属于慢性毒性范畴。

药物与毒物之间无绝对的界限。较小剂量即可对机体产生毒害作用的化学物质称为毒物，而任何药物剂量过大均可产生毒性反应。药物毒性反应多数是可以预知的，因此，在用药过程中应注意控制用药剂量和用药时间，必要时应停药或改用其他药物。

（3）变态反应：变态反应（allergic reaction）又称过敏反应（hypersensitive reaction），是指用药后机体发生的病理性免疫反应。引起变态反应的致敏原可能是药物本身或其代谢产物，也可能是药物制剂中的辅料或杂质。致敏原多以半抗原的形式与体内蛋白质结合而形成全抗原，初次进入机体后，刺激机体产生抗体；当药物再次进入机体后，抗原与抗体结合，引起异常的免疫反应。已致敏的个体可终生过敏。

过敏反应的发生与药物的用量无关，治疗量或极小剂量即可发生。过敏反应的严重程度差异很大，与剂量无关。不同药物产生的过敏反应症状类似，轻者表现为发热、皮疹、血管神经性水肿、支气管及胃肠平滑肌痉挛、血清病样反应，最严重的是过敏性休克，若抢救不及时可危及生命。结构相似的药物可发生交叉过敏反应。药物的过敏反应不易预知，常见于过敏体质的患者。对于易致敏的药物或过敏体质患者，用药前须详细询问过敏史，确认无过敏史者须做皮肤过敏试验，阳性反应者禁用。但应注意因存在假阳性或假阴性反应，皮试结果只作参考。使用药物过程中应严密观察患者的反应，一旦发生过敏性休克，应立即进行抢救。

（4）后遗效应：后遗效应（residual effect）是指停用药物后，血浆药物浓度降至阈浓度以下时残存的药理效应。后遗效应持续的时间有长有短，如服用催眠药苯巴比妥后，次晨仍有困倦、头晕、乏力等宿醉现象，持续时间较短；长期应用肾上腺皮质激素类药物，停药后出现的肾上腺皮质功能低下则数月内难以恢复。

（5）特异质反应：特异质反应（idiosyncratic reaction）是少数特异体质的患者对某些药物特别敏感，发生反应的性质与常人不同，但与药理效应基本一致的有害反应。其严重程度与药物剂量相关。特异质反应是一种由先天遗传异常引起的反应，如先天性葡萄糖-6-磷酸脱氢酶缺乏患者，应用伯氨喹等氧化剂后可出现溶血反应。

（6）耐受性和耐药性：用药后机体对药物的反应性降低，须增加剂量方可产生应有的药物效应，称为耐受性（tolerance）。在短时间内多次用药后快速发生者称为快速耐受性（tachyphylaxis），其产生原因与遗传或疾病有关。临床上更多见的是后天获得的耐受性，是因连续多次用药所致，停药后对药物的反应性可逐渐恢复，如长期应用巴比妥类催眠药可引起药效降低。耐药性（drug resistance）是指病原体或肿瘤细胞对化疗药物的反应性降低，亦称抗药性。滥用抗菌药物是病原体产生耐药性的重要原因之一。

（7）药物依赖性：药物依赖性（dependence）是指长期使用或周期性使用某种麻醉药品或精神药品后，机体对该药物产生强迫性的连续或定期用药的行为或其他反应。药物依赖性分为两种类型：①精神依赖性（psychic dependence），又称心理依赖性（psychological dependence），患者用药后产生愉快、满足的感觉，有连续用药的欲望，以获得满足感或避免不适感。停药会造成患者的精神负担，有主观的不适感觉，渴望再次用药，无客观体征，不会出现戒断症状（abstinent symptom）。②躯体依赖性（physical dependence），又称生理依赖性（physiological dependence），是长期反复应用依赖性药物造成的一种躯体适应状态，必须有足量药物维持才能使机体处于正常功能状态。若中断用药将产生很强的身体损害，即戒断症状，表现为精神和躯体方面一系列特有的症状，患者非常痛苦和难以忍受。产生药物依赖性的患者为求得继续用药，会带来严重的社会危害，因此对麻醉药品和精神药品要合理使用，严格管理。

药物的防治作用与不良反应是药物固有的两重性，临床用药时既要考虑其有效性，也要重视其安全性，依据"最大治疗效果、最小不良反应"的原则权衡利弊、合理应用。

二、药物的量效关系

药物剂量与效应之间的关系称为剂量-效应关系（dose-effect relationship，简称量效关系）。研究量效关系可定量分析和阐明药物剂量与效应之间的规律，了解药物作用的特点，为临床安全用药提供重要的依据。

（一）药物剂量

剂量（dose）就是用药的分量。在一定范围内，血药浓度的高低取决于用药剂量的大小，剂量越大，血药浓度越高，作用越强（图 1-1），但超过一定范围，则可能发生中毒，甚至死亡。故临床用药时应严格掌握用药的剂量，充分发挥药物的疗效，减少不良反应的发生。

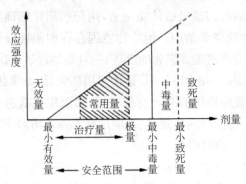

图 1-1　药物剂量与效应关系示意图

1. 无效量　药物剂量过小，在体内达不到有效浓度，不出现任何药理效应的剂量。

2. 最小有效量　即开始出现药理效应的药物剂量。

3. 极量　指能够引起最大效应，但尚未出现毒性反应的剂量，又称最大治疗量，即治疗疾病时允许使用的最大剂量。《中华人民共和国药典》对药物的极量有明确规定，除非特殊情况需要，用药剂量不得超过极量。

4. 治疗量及常用量　治疗量是指最小有效量和极量之间的剂量范围。临床上为了保障用药的安全及有效，在用药时，常采用比最小有效量大些，比极量小些的剂量范围作为常用量。

5. 中毒量、致死量和安全范围　能引起药物毒性反应的最小剂量称为最小中毒量。能引起人或动物死亡的最小药物剂量称为最小致死量。介于最小中毒量与最小致死量之间的剂量范围为中毒量。临床上常将最小有效量与最小中毒量之间的剂量范围称为安全范围，该范围愈大，则药物的安全性愈好。

（二）量效关系曲线

通常将量效关系以坐标图表示，横坐标表示药物剂量或浓度，纵坐标表示药物效应，绘制出的曲线，称为量效关系曲线（dose-effect curve）。药物效应按性质可分为量反应和质反应两种。

1. 量反应量效曲线　药物效应的强度随着剂量（或浓度）的增减而连续变化，称为量反应，可用具体的数量或最大效应的百分率来表示（图 1-2），例如心率、血压、尿量、血糖等。其研究对象为单一的生物个体。

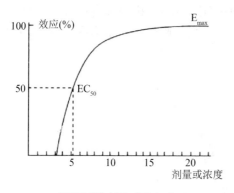 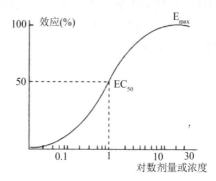

a.药量用真数剂量(或浓度)表示　　　　b.药量用对数剂量(或浓度)表示

图 1-2　药物的量反应量效关系曲线示意图

E_{max}. 最大效应；EC_{50}. 半数有效浓度

当横坐标以实际给药剂量(或浓度)表示,纵坐标以药物效应表示时,呈现为直方双曲线(图 1-2a)。当横坐标以对数剂量(或浓度)表示时,量效关系曲线呈对称的"S"形,这就是常用的量效关系曲线(图 1-2b)。

在量反应中,随着药物剂量(或浓度)的增加,效应强度也相应增强,但达到一定极限时,即使剂量(或浓度)继续增加,效应也不再增加,此时即药物所能产生的最大效应(maximal effect,E_{max}),也就是效能(efficacy)。

效价(potency)是指引起等效反应时的相对剂量或浓度,也称效价强度。产生同等效应所需的药物剂量越小,该药物的效价越强,如吗啡的一般镇痛剂量是 10 mg,而哌替啶是 100 mg,即吗啡的效价是哌替啶的 10 倍。

效能和效价均为评价药物药效的重要指标,分别反映药物性质的两个不同方面,临床用药时须根据病情需要,综合考虑效能与效价,选择适宜的药物。例如,以每日排钠量作为衡量利尿药效应强度的指标,呋塞米的效能明显大于氢氯噻嗪,而氢氯噻嗪的效价则明显高于呋塞米(图 1-3)。

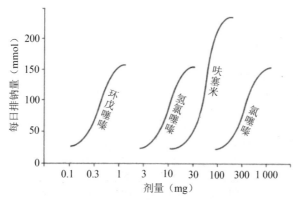

图 1-3　几种利尿药的效能与效价比较

2.质反应量效曲线　药理效应强度不是随着药物剂量或浓度的增减呈现出连续性量的变化,而表现为反应性质的变化,称为质反应,常表现为全或无、阳性或阴性,如存活与死亡、清醒与睡眠等。药理效应以反应的阳性百分率或阴性百分率来表示,其研究对象为生物群体。

若以阳性反应发生频数为纵坐标,对数剂量(或浓度)为横坐标,做出的质反应量效曲线呈现对称的"倒钟"形曲线,即正态分布曲线。若以累加阳性反应率为纵坐标,其曲线则呈现出对称的"S"形,见图1-4。

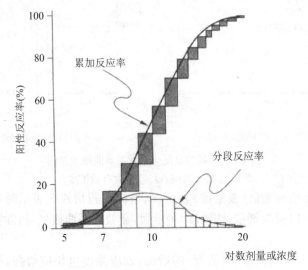

图1-4 药物的质反应量效关系曲线示意图

在动物实验中,将引起50%实验动物出现阳性反应时的给药剂量称为半数有效量(50% effective dose,ED_{50}),若效应为死亡,则称为半数致死量(50% lethal dose,LD_{50})。ED_{50}是反映药物治疗效应的重要参数,LD_{50}是反映药物毒性大小的重要参数。将药物的LD_{50}与ED_{50}的比值(LD_{50}/ED_{50})称为治疗指数(therapeutic index,TI),用以表示药物的安全性。一般而言,此值越大表示该药物越安全。有时也用1%致死量(LD_1)与99%有效量(ED_{99})的比值,或者5%致死量(LD_5)与95%有效量(ED_{95})之间的差值来衡量药物的安全性,见图1-5。

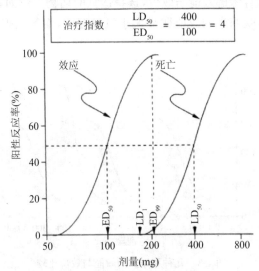

图1-5 药物的效应与毒性量效曲线

三、药物的作用机制

由于药物种类繁多,药物的作用机制也是多种多样的,主要可归纳为两大类,即非特异性机制和特异性机制。

（一）非特异性药物作用机制

非特异性药物作用机制主要与药物的理化性质有关，是通过药物分子与机体靶细胞成分间的初始理化反应，诸如改变渗透性、吸附作用、酸碱中和、氧化、还原、水解、结合及络合反应等，引起细胞内外环境的改变而产生药理效应。例如，静脉注射甘露醇高渗溶液，利用渗透压作用使组织中的水分进入血管，以消除脑水肿；口服氢氧化铝中和胃酸，缓解消化性溃疡的症状。

（二）特异性药物作用机制

特异性药物作用机制与药物的化学结构关系密切，是通过药物自身结构的特异性与机体生物大分子功能基团结合，引起的一系列生物效应，可概括为以下几个方面。

1. 参与或干扰代谢过程　细胞代谢是细胞生命的基本过程，也是药物作用的主要环节。有些药物通过补充生命代谢物质，参与机体正常代谢过程，治疗机体相应物质缺乏引起的疾病，如维生素 B_1 治疗脚气病、铁剂治疗缺铁性贫血等。

2. 影响酶的活性　机体的许多功能和代谢过程都是在酶的催化下进行的，酶参与所有细胞的生命活动，而且极易受各种因素的影响。有些药物以酶为作用靶点，对酶可产生激活、诱导、抑制或复活作用。例如，新斯的明抑制胆碱酯酶。有些药物本身就是酶，如胃蛋白酶。

3. 影响体内活性物质的合成和释放　激素、神经递质及前列腺素等体内活性物质在体内有着极其广泛的生物活性，对调节机体功能起着重要的作用。有些药物可通过影响这些活性物质的合成或释放而发挥作用。例如，阿司匹林能抑制体内前列腺素的合成，产生解热、镇痛和抗炎等作用。

4. 影响物质转运过程　体内许多物质（离子、递质以及激素等）通过跨膜转运完成其交换、合成、释放和排泄等过程来维持机体正常生理和生化功能。一些药物可通过干扰这一过程而发挥作用。如普鲁卡因阻断神经细胞膜上的钠通道而产生局部麻醉作用。

5. 影响免疫功能　有些药物可通过调节免疫功能发挥药理作用。如糖皮质激素可干扰免疫过程的多个环节而抑制免疫功能。

6. 作用于受体　详见本节受体理论。

四、受体理论

受体理论是药理学最重要的理论之一，是从分子水平阐明生命现象的生理和病理过程，解释药物的作用、作用机制及构效关系等的一种基本理论。1878 年英国人 Langley 研究了阿托品与毛果芸香碱对猫唾液分泌的影响，发现这两种物质存在着拮抗作用。Ehrlich 于 1908年提出了受体（receptor）学说，认为受体能与药物结合，并用"锁和钥匙"的假说解释了药物的作用。20 世纪 70 年代，人们不仅证实了 N 胆碱受体的存在，而且分离、提纯得到了受体蛋白。近年来，在受体的亚型、立体构象、理化特性、分布和功能等方面的研究取得了突飞猛进的进展。

（一）受体和配体的概念

1. 受体　是分布在细胞膜上、细胞质内或细胞核中的一种具有特殊功能的蛋白质，能识别并特异性地与周围环境中的某种化学物质结合，并通过信号转导引起生物效应。

2. 配体（ligand）　是指能与受体特异性结合的化学物质，分为内源性配体和外源性配体。

受体均有其相对应的内源性配体,包括神经递质、激素、自体活性物质等。药物、毒物等为外源性配体,与内源性配体具有相同或相似的化学结构。

(二)受体的特性

1. 特异性　受体对其配体具有高度的特异性识别能力,一种受体只能与特定的配体结合,产生特异的生物效应。

2. 灵敏性　受体只需与很低浓度的配体结合即能产生显著的生物效应。

3. 饱和性　因受体数目是有限的,配体与受体的结合量具有饱和性。作用于同一受体的配体之间存在竞争现象。

4. 可逆性　受体与配体的结合是可逆的,配体与受体结合形成的受体-配体复合物可以解离,且配体与受体的结合可被其他特异性配体置换。

5. 多样性及可变性　体内存在多种受体,如肾上腺素受体、阿片受体、胰岛素受体等。同一受体可广泛分布于不同的细胞而产生不同的效应,如心肌细胞膜上的 M 受体兴奋时表现为心脏抑制,胃肠平滑肌细胞膜上的 M 受体兴奋时则表现为平滑肌收缩。受体的数目和活性不是一成不变的,在生理、病理或药物等因素的调节下,常处于动态变化中。

(三)药物与受体的相互作用

药物与受体结合后产生生物效应,须具备以下两个条件。

1. 亲和力　亲和力(affinity)是指药物与受体结合的能力。作用性质相同的药物,药物作用强度与受体的亲和力呈正相关。

2. 内在活性　内在活性(intrinsic activity)是指药物与受体结合后,激活受体产生特定效应的能力。药物的内在活性决定药物的最大效应。

(四)作用于受体的药物类型

1. 受体激动剂　受体激动剂(agonist)是指与受体既有较强的亲和力又有较强的内在活性的药物。

2. 受体拮抗剂　受体拮抗剂(antagonist)是指与受体仅有较强的亲和力,而无内在活性的药物,也称为受体阻断剂。受体拮抗剂本身不引起生物效应,但与受体结合后,可阻碍其他配体与受体的结合,因而也呈现生物效应。如 β 受体阻断剂普萘洛尔占据 β 受体后,使去甲肾上腺素不能激动 β 受体,因而可产生抑制心脏作用。

3. 受体部分激动剂　受体部分激动剂(partial agonist)是指与受体有较强的亲和力,但内在活性较弱的药物。这类药物只能产生较弱的受体激动效应,单用时表现为激动作用,与激动剂合用时,因其已占据了受体而拮抗激动剂的部分作用。如喷他佐辛有较弱的镇痛作用,但与吗啡合用时,不但不增加镇痛效应,反而使效应降低。

(五)受体的调节

受体的数目、亲和力和效应力在不同的生理、病理条件下或受药物影响而发生的变化称为受体的调节。

1. 受体脱敏　是指长期使用某种受体激动药,受体的敏感性或反应性下降的现象。

2. 受体增敏　与受体脱敏相反,受体增敏是指长期应用受体拮抗药,受体的敏感性。或反应性增高的现象。如长期应用 β 受体阻断药普萘洛尔后,一旦突然停药,可出现血压急剧升高、心动过速等反应,称为"反跳"现象。

第二节 药物代谢动力学

药物代谢动力学研究药物的体内过程,并运用数学原理和方法阐释药物在体内的动态量变规律。

一、药物的跨膜转运

药物的吸收、分布、代谢及排泄的每一过程均须经过生物膜进行跨膜转运。药物跨膜转运的方式主要有被动转运和主动转运两种类型。

(一)被动转运

被动转运(passive transport)是药物依赖膜两侧的浓度差,从生物膜高浓度一侧向低浓度一侧进行的跨膜转运方式。被动转运包括简单扩散、滤过和易化扩散。

1.简单扩散 非极性药物分子以其所具有的脂溶性溶解于细胞膜的脂质层,顺浓度差通过细胞膜的过程称为简单扩散(simple diffusion),又称为脂溶性扩散。简单扩散是大多数药物的体内转运方式,其特点为:顺浓度差、不需要载体、不消耗能量,无饱和现象和竞争抑制现象。简单扩散的转运速率与膜两侧的浓度差成正比,当膜两侧浓度相同时转运即保持在动态平衡状态。分子量小的药物较易被转运。由于生物膜主要是液态脂质构成的,药物的脂溶性越大,越易溶于生物膜基质而通过生物膜;因药物须溶解于体液后才能到达生物膜,水溶性过低的药物也不易通过生物膜。因此,药物透过生物膜的难易程度取决于该药物的脂溶性和水溶性比例。

大多数药物呈弱酸性或弱碱性,在体液中均有一定程度的解离,解离少的药物极性小,脂溶性高,易通过生物膜;解离多的药物极性大,脂溶性低,不易通过生物膜。药物的解离度受体液 pH 值的影响,弱酸性药物在碱性体液中易于解离,弱碱性药物在酸性体液中易于解离。所以,当生物膜两侧的 pH 值不同时,弱酸性药物易由较酸侧进入偏碱侧,而弱碱性药物则易由较碱侧进入偏酸侧。例如巴比妥类镇静催眠药为弱酸性药物,当其过量时,可采取碱化尿液的方法促进排泄。

2.滤过 滤过(filtration)是指小分子水溶性药物通过生物膜上的膜孔进行扩散的转运方式,又称水溶性扩散。其扩散速率受药物分子大小、静水压的影响。如肾小球对药物的滤过等。

3.易化扩散 易化扩散(facilitated diffusion)是一种特殊的被动转运,包括载体转运和离子通道转运。易化扩散的特点是:顺浓度差、需要载体、不消耗能量,有饱和现象,可出现竞争性抑制现象。只有少部分药物通过此方式转运,如维生素 B_{12} 经胃肠道吸收,葡萄糖进入红细胞内等。

(二)主动转运

主动转运(active transport)是一种药物依赖生物膜中特异性载体的转运方式,可从低浓度一侧向高浓度一侧跨膜转运。其特点是可逆浓度差、需要载体、消耗能量,有饱和现象,可产生竞争性抑制现象。

二、药物的体内过程

药物由给药部位进入机体产生药理效应,随后排出体外,期间经过吸收、分布、代谢及排泄四个基本过程,这一过程被称为药物的体内过程(图1-6)。

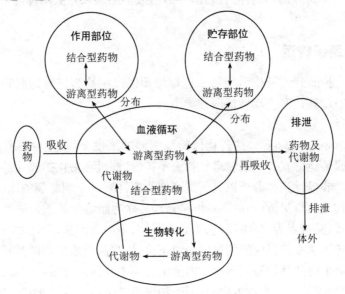

图1-6　药物的体内过程示意图

(一)药物的吸收

药物的吸收(absorption)是指药物自给药部位进入血液循环的过程。非血管给药途径均存在吸收过程。不同的给药途径形成了药物不同的吸收过程及特点。药物吸收的快慢和吸收量的多少,直接影响药物的起效快慢和作用强弱。

1.口服给药　口服是最常用的给药途径,给药方便。大多数药物口服后以简单扩散的形式自胃肠道吸收。其吸收过程为:药物首先通过胃肠黏膜进入毛细血管,然后汇集到肝门静脉,再进入肝脏而进入循环系统。胃黏膜较厚,表面有较厚的黏液层,pH值低且吸收面积小(约0.1 m²),因此吸收的药量较少。小肠黏膜薄,有许多绒毛,吸收面积大(约100 m²),pH偏中性,血流丰富且蠕动快,因此,小肠是口服给药吸收的主要场所。

药物自胃肠道的吸收受诸多因素的影响,主要有以下几个方面。

(1)胃排空速率:胃排空速率决定了药物进入小肠的快慢。胃排空速率快,药物进入小肠快,药物吸收得快;胃排空速率慢,药物吸收得慢。

(2)胃肠液的pH值:在胃液酸性环境下,弱酸性药物不易解离,易被胃黏膜吸收;弱碱性药物易解离,则不易吸收。小肠内的pH值为4.8~8.2,弱酸性药物和弱碱性药物均易被吸收,而高度解离的药物则难吸收。

(3)食物及药物:食物的成分可影响胃肠pH值,药物相互间可引起化学性质的改变,均可影响药物的吸收。

(4)药物的崩解速率:固体药物只有崩解后释出有效成分,才能在胃肠吸收。崩解的越快,释出药物越快,吸收越快。

(5)首关消除:有些在胃肠道吸收的药物进入体循环之前,经胃肠和肝细胞的代谢酶灭活一部分,使进入体循环的药量减少,这种现象称为首关消除(first pass elimination)或首关效应,也称为首过消除或首过效应。首关消除高的药物吸收少,需考虑改变给药途径,如硝酸甘油口服后,受首关效应的影响可灭活约90%,因此,常采用舌下给药。

口服给药具有简便、安全、经济的优点,适用于大多数药物和患者,但也存在一定的缺点:①吸收较慢而不规则,显效时间长,不适宜急救;②昏迷、抽搐、呕吐、吞咽困难以及严重腹泻患者不能口服给药;③易被消化液破坏的药物不宜口服给药;④胃肠不吸收的药物无法通过口服给药产生吸收作用。

2.注射给药　注射给药可避免胃肠液中酸碱物质及消化酶对药物的影响,可避开首关消除。大部分药物可注射给药,但注射给药操作复杂,与口服相比,其缺点是不够方便、经济和安全。临床上常用的注射方法有如下几种。

(1)肌内注射:其特点为吸收速率一般较口服快、无首关消除、给药剂量较准确。临床上常将药液注入臀大肌上部。影响肌内注射的因素有:①药物的水溶性,水溶性高的药物易于在注射部位扩散,有利于吸收;而混悬剂吸收慢而持久;②注射部位的血流量,组织血流越丰富,药物吸收速率越快。水溶液、油剂、混悬液均可用于肌内注射,但刺激性很强的药物不宜应用,以免引起局部组织坏死。肌内注射的用药容积一般为1～5 mL。

(2)静脉注射或静脉滴注:是将药液避开了吸收屏障而直接注入或滴入静脉,无吸收过程,故作用发生快。全部药物直接进入血液而迅速生效,适用于药物容积大、不易吸收或刺激性强的药物给药,特别适用于急症、重症患者。但静脉注射危险性较大,尤其是药液浓度高或注射速率过快时,可引起严重的不良反应。静脉给药的药物制剂必须澄明、无沉淀、无异物、无热原、无过敏原、不引起溶血、无凝血反应或蛋白质凝固等。油剂、混悬液及含有气泡的药液均不可静脉给药,以免发生栓塞;某些浓度高、刺激性强的药物可静脉给药,但给药时不能将药液漏出血管外。静脉注射的部位常用肘正中静脉,静脉滴注的部位常用手背,小儿可采用头皮静脉。

(3)皮下注射:是将药液注射于皮下组织,此法吸收速率缓慢均匀,较口服吸收快,较肌内注射吸收慢,药效维持时间较长。一般将药液注入上臂外侧皮下组织。皮下感觉神经末梢较多,刺激性强的药物、油剂不宜作皮下注射。皮下注射药量较小,一般为1～2 mL。

(4)皮内注射:皮内注射药物较难吸收,所用药量很小,主要用于皮内试验(如药物过敏试验)以及预防接种等。

(5)椎管注射:是将药液直接注入脊髓蛛网膜下腔。此法可使药物在局部达到较高的浓度,多用于椎管麻醉或治疗脑脊髓膜疾患等。

(6)动脉注射:将药物直接注入动脉。如用于肿瘤化疗的局部给药,可减轻全身不良反应。动脉注射操作复杂,不常用。

3.吸入给药　药物经口、鼻吸入,自肺泡吸收进入血液循环。肺泡血流丰富且表面积较大(约200 m²),肺泡和毛细血管的细胞壁较薄,有利于药物快速、大量吸收。气体、挥发性液体或气雾剂均可穿过肺泡壁被迅速吸收。吸入给药的缺点是药物对呼吸道有刺激性。

4.舌下给药　舌下给药可通过舌下静脉及毛细血管迅速吸收。药物不经过门静脉而进入血液循环,可避开首关消除。但舌下给药吸收面积小、药物不易溶出,只有少数用量小、无异味且脂溶性高的药物可采取舌下给药,如硝酸甘油片等。

5.直肠和结肠给药　采用栓剂或灌肠的方法给药,吸收面积不大,吸收慢而不规则。直肠和结肠给药不能完全避开首关消除,只适用于少数刺激性强的药物(如水合氯醛)或不能口服给药的患者(如小儿、严重呕吐或昏迷者)。

6.皮肤或黏膜给药 皮肤的吸收能力很差,只有少数脂溶性高的药物才能通过皮肤吸收,如硝酸甘油贴剂贴于胸前区或前臂内侧可预防心绞痛发作。在制剂中加入透皮吸收剂如氮酮,可加快皮肤吸收速率。黏膜吸收能力较皮肤强,如鼻腔黏膜的血管丰富,吸收面积较大,吸收迅速。

(二)药物的分布

药物吸收后从血液循环到达机体各组织、器官的过程,称为药物的分布(distribution)。药物吸收入血后,可能分布到机体的各个部位,药物的分布是药物发挥作用的关键。药物分布的特点是:①药物在体内分布是不均匀的,其作用的强度取决于药物作用部位的浓度,因此,药物的分布直接关系到药物的疗效和毒性;②药物的分布部位和作用部位之间并没有绝对的对应关系,例如强心苷选择性地作用于心脏,却广泛分布在骨骼肌和肝脏。

影响药物分布的因素主要有以下几个方面。

1.药物与血浆蛋白结合 多数药物吸收入血后可与血浆蛋白产生不同程度的可逆性结合,因此,血浆中的药物存在结合型和游离型两种形式。只有游离型药物才能透过毛细血管壁进入组织细胞中发挥作用。结合型药物分子量大,不易跨膜转运,不被代谢,也不通过肾排泄,以储存型存在于血液循环中,暂时失去药理活性。结合型与游离型的药物之间可以相互转换,并始终处于动态平衡状态,当血中游离型药物减少时,结合型药物可随时释放出游离型药物。药物与血浆蛋白结合的越多,形成的结合型越多,则游离型越少,发挥作用越慢,由于分布的时间长,故维持时间延长。反之发挥作用快,但维持时间短。

药物与血浆蛋白结合的特异性低,且血浆蛋白与药物的结合位点数量有限,如同时应用两种或两种以上与血浆蛋白结合率高的药物,则可能发生竞争置换现象。被置换出来的药物游离型增多,其作用和毒性均增强。如抗凝血药华法林与解热镇痛药保泰松的血浆蛋白结合率分别是99%和98%,如两药合用,后者可使前者的蛋白结合率降为98%,而游离型则由1%增至2%,导致华法林的作用明显增强,甚至引起出血。

2.体液的pH值和药物的解离度 弱酸性药物或弱碱性药物在体内的分布受体液pH值影响,细胞内液pH值为7.0,细胞外液pH值为7.4,弱碱性药物在细胞外液解离少,容易扩散到细胞内液,弱酸性药物则相反。改变体液的pH值,则可改变药物的分布方向,如弱酸性药巴比妥类中毒时,静脉滴注碳酸氢钠碱化血液,可促进巴比妥类药从脑组织向血液转运,同时碱化尿液可使肾小管对巴比妥类药物的重吸收减少,加速药物随尿排出。

3.药物与组织的亲和力 有些组织对某些药物有特殊的亲和力,使这些组织中的药物浓度高于血浆游离药物浓度,使药物的分布具有一定的选择性。如甲状腺组织对碘有较高的亲和力,碘在甲状腺中的浓度比血浆中高25倍;氯喹在肝内浓度比血浆中的浓度高200~700倍。某些药物可以分布至脂肪等组织形成贮存库,或分布到皮肤、毛发及指(趾)甲中。应注意有些药物可与组织产生不可逆的结合而引起毒性反应,如四环素类抗生素可与骨骼及牙齿中新沉积的钙质形成络合物,影响未成年人的骨骼及牙齿正常生长发育。

4.组织器官的血流量 药物必须通过血液循环才能分布到各组织器官。人体各组织器官的血流量是不均一的,药物首先到达心、脑、肝、肾等血流量大的器官,随后再向血流量小的器官及组织分布。例如麻醉药硫喷妥钠静脉注射后,首先到达脑组织发挥作用,由于其脂溶性大,随后可迅速转运至脂肪组织中贮存起来,以致麻醉作用持续时间较短,此现象称为药物在体内的再分布(redistribution)。

5.体内的特殊屏障

(1)血脑屏障:脑组织的毛细血管内皮细胞紧密相连,内皮间无间隙,其外表面由星形胶质细胞包绕,包括血液与脑组织间、血液与脑脊液间及脑脊液与脑组织间的三种隔膜。这些特殊结构形成了天然的生理屏障,对大脑起到保护作用。只有分子量小,解离度低、脂溶性高的药物才能通过此屏障,即血脑屏障具有选择通透性。治疗脑部疾患时,应选择能够通过血脑屏障的药物。但血脑屏障的通透性可发生改变,当脑组织发炎时,其通透性增加,药物可在脑脊液中达到有效治疗浓度。小儿血脑屏障发育不完善,药物容易透过,应予注意。

(2)胎盘屏障:胎盘屏障是指胎盘绒毛与子宫血窦间的屏障,由数层生物膜组成,其通透性和一般生物膜没有明显的区别。实质上胎盘对药物的转运并无屏障作用,几乎所有药物都能穿透胎盘进入胎儿体内,只是药物进入胎儿循环相对较慢。应注意脂溶性较高的药物,如全身麻醉药、镇痛药、巴比妥类等药物可通过胎盘屏障而抑制胎儿的中枢神经系统。有些药物有潜在性的致畸作用或对胎儿有毒性,如甲氨蝶呤在妊娠早期可致畸胎,故孕妇用药时应十分谨慎。

(三)药物的代谢

药物的代谢(metabolism)是指进入机体内的药物经酶或其他物质作用后化学结构发生改变的过程,也称生物转化(biotransformation)。药物代谢的主要器官是肝脏,小肠、肺、皮肤及肾脏也参与代谢。

1.药物代谢的意义 物质进入机体后,机体将会动员各种途径将其消除,药物也不例外,代谢便是药物自机体内消除的重要方式之一。经过药物的代谢,将脂溶性较大的药物转化为水溶性较大的代谢产物,有利于药物排出,如硝酸甘油、普萘洛尔等脂溶性大的药物必须经肝脏代谢后,才能以代谢产物的形式排出体外。并不是所有的药物均需通过肝脏代谢才能消除,如庆大霉素等极性大、脂溶性低的药物无需经过代谢便可直接溶于尿液排出体外。

2.药物代谢的方式 药物在体内代谢的方式有氧化、还原、水解和结合。大多数药物经代谢后其药理活性减弱或消失,称为灭活。但也有一些药物经代谢后其代谢产物仍有药理活性或毒性,如地西泮的代谢产物仍有药理活性。还有少数药物本身无活性,须经代谢后才具有活性或产生毒性,这一过程称为活化,如可的松须转化为氢化可的松后才能发挥作用,环磷酰胺必须在体内羟基化后才能发挥抗肿瘤作用等。

3.药物代谢的酶系 药物代谢过程需要各种酶的参与并进行催化,其中与药物代谢有关的酶系主要有微粒体酶和非微粒体酶两大类。

(1)微粒体酶:主要存在于肝细胞滑面内质网上的细胞色素 P450(cytochrome P450,简称 CYP450)酶系,大约有 100 余种同工酶,是催化药物代谢的主要酶系统,故称为"肝微粒体药物代谢酶",简称"肝药酶",其中有氧化酶、还原酶、水解酶和结合酶等。

CYP450 参与许多内源性物质和包括药物在内的多数外源性物质的代谢。其特点为:①选择性低。为非专一性酶系,能催化多种物质代谢。经同一种酶代谢的不同药物可发生竞争抑制现象。②变异性大。受种族、遗传、年龄、营养状况与疾病等因素的影响,个体间存在明显的差异。③活性可变。受某些化学物质(包括药物)的影响其活性可增强或减弱。

(2)非微粒体酶:主要存在于肝、肠、肾及神经组织细胞的细胞质、线粒体和血浆中,是针对特定化学结构基团进行代谢的特异性酶,具有专一性,如单胺氧化酶、胆碱酯酶等。

4. 药酶的诱导与抑制 某些药物可以改变药酶的活性,影响药物的代谢速率,从而改变药物的作用强度和维持时间。

(1)药酶诱导:是指使药酶活性增强。能使药酶活性增强或加速其合成的药物称为药酶诱导剂。苯巴比妥、苯妥英钠、利福平等具有肝药酶诱导作用的药物可使其本身和另一些药物代谢速率加快,从而使血药浓度降低、药效减弱。如苯巴比妥连续应用后,因加速了自身的代谢而产生耐受性,与抗凝血药双香豆素合用,可加速双香豆素在肝脏的代谢,使其血药浓度降低、药效减弱。

(2)药酶抑制:是指使药酶活性减弱。能使药酶活性减弱或减少其合成的药物称为药酶抑制剂。西咪替丁、氯霉素、异烟肼等具有药酶抑制作用的药物可使其本身及另一些药物代谢速率减慢,从而使血药浓度增高、药效增强。如氯霉素与苯妥英钠合用,可减慢苯妥英钠在肝脏的代谢,使其血药浓度增高、作用增强,但同时也增加了毒性反应的发生率。

肝脏是参与药物代谢最重要的器官。临床用药时应根据患者的肝功能状况选择药物,当肝功能不全时,尽量不选择以肝脏代谢为主要消除途径的药物,不得已必须选用时,应相应减小给药剂量和(或)延长给药间隔时间。

(四)药物的排泄

药物的排泄(excretion)是指药物原形及其代谢产物通过排泄器官或分泌器官排出体外的过程。机体排泄药物的主要器官是肾脏,胆道、肠道、汗腺、唾液腺、乳腺及肺脏等也有一定的排泄功能。

1. 肾排泄 大多数药物的原形及其代谢产物通过肾小球滤过排泄,少数药物在近曲小管经载体主动分泌到肾小管腔中排泄。

(1)肾小球滤过:肾小球毛细血管膜孔较大,血液中未与血浆蛋白结合的游离型药物及其代谢产物均可经肾小球滤过,其滤过速率取决于药物分子量、血浆药物浓度以及肾小球滤过率。

(2)肾小管分泌:近曲小管细胞能以主动转运方式将部分药物自血浆分泌入肾小管内。近曲小管细胞存在两种非特异性转运机制,分别是阴离子通道和阳离子通道。阴离子通道分泌弱酸性药物,阳离子通道分泌弱碱性药物。这两种通道各有其转运载体,但载体的选择性不高,转运两种以上药物时存在竞争抑制现象,如青霉素和丙磺舒同为酸性药物,均由阴离子通道分泌,两药合用时,青霉素的排出时间延长。

(3)肾小管重吸收:经滤过或分泌进入肾小管的药物,因水分的重吸收,尿中药物浓度升高,当超过血浆浓度时,一些脂溶性大的药物可被重吸收回血浆中;水溶性大的代谢物则不能被重吸收而随尿排泄。通过调节肾小管腔内的 pH 值,可改变弱酸性或弱碱性药物的解离度,进而增加或减少药物的排泄,如碱化尿液可促进巴比妥类镇静催眠药的排泄。

另外,原尿中 99％的水分被肾小管重吸收,使尿中药物浓度远远高于血药浓度,一方面有利于治疗泌尿系统的某些疾病,另一方面也可能损害肾脏。如磺胺类药物在肾小管腔内可析出结晶,服用时应嘱咐患者多饮水,同服碳酸氢钠以增加药物的溶解度,减轻其对肾脏的损伤。

药物经肾脏的排泄受肾脏功能的影响,当肾功能不全时,以肾脏为主要排泄途径的药物消除速率减慢,此时应尽量不选择此类药物,不得已必须选用时,应相应减小给药剂量和(或)

延长给药间隔时间。

2.胆汁排泄　某些药物及其代谢产物可随胆汁进入肠道,然后被肠道重吸收,由肝门静脉重新进入血液循环,称为肝肠循环(hepato-enteric circulation),也称肠肝循环。有肝肠循环的药物排泄缓慢,易引起蓄积中毒,应予注意。例如,洋地黄毒苷口服吸收后约有 26 % 形成肝肠循环,作用持续时间明显延长。另一方面,经胆汁排泄的药物在胆道内的浓度较高,可用于治疗胆道疾病,如红霉素、头孢哌酮、司帕沙星等适合用于治疗胆道感染。

3.其他途径排泄　乳汁较血液偏酸性,因而吗啡、奎宁、阿托品等碱性药物在乳汁中的浓度较血浆内浓度略高,故哺乳期妇女用药时应加以注意。吸入性麻醉药氧化亚氮、异氟烷等具有挥发性,其主要排泄途径为肺脏。有些药物可自唾液排出,且排出量与血药浓度呈正相关,如氨茶碱可通过测定唾液药物浓度来代替血药浓度的检测。

三、药动学的基本概念及血药浓度的动态变化规律

在药物的吸收、分布、代谢和排泄的过程中,血浆药物浓度始终处在随时间而变化的动态过程中。这一过程与药物起效的快慢、维持时间的长短等密切相关。熟悉药动学的基本概念及血药浓度随时间变化的动态规律,对临床合理用药具有重要的参考意义。

(一)药物消除动力学

药物在体内经代谢、贮存或排泄,使药理活性消失的过程称为药物消除。按药物消除速率与血药浓度之间的关系特征,药物消除动力学过程可分为两种方式。

1.一级消除动力学　一级消除动力学(first-order elimination kinetics)是指体内药物单位时间内按恒定的比例消除,又称为恒比消除。此种消除过程的消除速率与血药浓度高低相关,血药浓度越高,单位时间内消除药物的量越多,当血药浓度降低后,药物消除量也按比例下降(图 1-7)。当机体消除功能正常、体内药物未超过机体的最大消除能力时,绝大多数药物以恒比消除方式消除。由于一级动力学过程在半对数坐标系的药-时曲线为一斜线,故又称为线性消除。

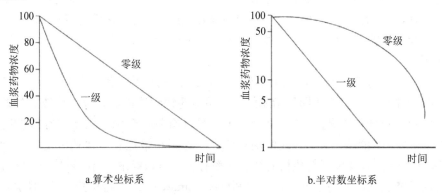

a.算术坐标系　　　　　　　　　　b.半对数坐标系

图 1-7　一级消除动力学和零级消除动力学的药-时曲线

2.零级消除动力学　零级消除动力学(zero-order elimination kinetics)是指体内药物单位时间内按恒定的量消除,又称为恒量消除。此种消除过程的消除速率与血药浓度的高低无关,单位时间内消除的药量相等(图 1-7)。当机体消除功能低下或用药量超过机体最大消除能力时,机体按恒量方式消除药物。依据零级动力学过程在半对数坐标系的药-时曲线特点,又将其称为非线性消除。

3.混合消除动力学　有些药物在低浓度时以一级动力学消除,超过一定浓度时,因机体消除能力达到饱和,则按零级动力学消除,如苯妥英钠、乙醇等。

(二)半衰期

消除半衰期(half-life time,$t_{1/2}$)是指血浆药物浓度下降一半所需要的时间,故又称为血浆半衰期。半衰期反映了药物的消除速率,按恒比消除的药物其半衰期是一恒定值,不受血药浓度和给药途径的影响。但当肝功能不全时,经肝代谢的药物半衰期延长;当肾功能不全时,经肾排泄的药物半衰期延长。

半衰期的意义:①药物分类的依据。根据半衰期长短可将药物分为短效类、中效类和长效类等。②确定给药间隔时间。半衰期短,给药间隔时间短;半衰期长,给药间隔时间长。③预测药物基本消除的时间。停药达4～5个半衰期,即可以认为药物基本消除。④预测药物达到稳态血药浓度的时间。恒比消除的药物,任何途径定时恒量反复多次给药,经4～5个半衰期,药物在体内均可达到稳态血药浓度(表1-1)。

表1-1 一级动力学过程消除药物的消除与蓄积

半衰期数	单次给药		连续恒量给药	
	消除药量(%)	体内残余药量(%)	消除药量(%)	体内累积药量(%)
1	50.00	50.00	50.00	50.00
2	75.00	25.00	75.00	75.00
3	87.50	12.50	87.50	87.50
4	93.75	6.25	93.75	93.75
5	96.87	3.13	96.87	96.87
6	98.44	1.56	98.44	98.44
7	99.22	0.78	99.22	99.22

(三)药-时曲线

血药浓度-时间曲线(药-时曲线)是指给药后,在不同时间采取血样测定血药浓度,并以时间为横坐标,以血药浓度为纵坐标,绘制出的血药浓度随时间变化而升降的曲线。由坐标轴与药-时曲线围成的面积称为曲线下面积(area under the curve,AUC),AUC反映药物进入体循环的相对量。

1.单次给药的药-时曲线　单次非血管给药后的药-时曲线一般可分为潜伏期、持续期、残留期三个时期(图1-8a)。潜伏期是指从给药开始至药物到达最低有效血药浓度的时期,主要反映药物的吸收和分布情况;持续期是药物维持最低有效血药浓度或基本疗效的时间,其长短与药物的吸收及消除速率有关;残留期指体内药物降至最低有效血药浓度以下,但尚未完全从体内消除的时期,其长短与药物的消除速率有关。血药峰浓度(peak concentration,C_{max})是指用药后所能达到的最高浓度。达峰时间(peak time,T_{max})是指用药后达到最高浓度的时间。C_{max}和T_{max}等指标可反映药物起效快慢及药效的强弱。若将药-时曲线坐标系中纵坐标的血药浓度改为药物效应,则该曲线可表示药物效应随时间变化的过程,即为时-效曲线,曲线的形态和分期不变。单次静脉注射给药时的药-时曲线上升阶段很短暂,虽然没有吸收过程,但存在药物的分布与蓄积过程(图1-8b)。

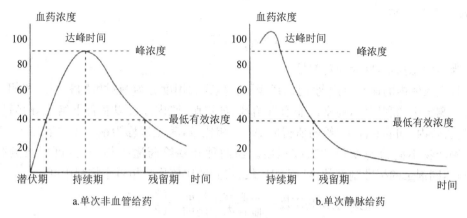

图 1-8 单次给药后的药-时曲线示意图

2.连续多次给药的药-时曲线 在临床治疗过程中,为了达到和维持有效血药浓度,大多数药物的治疗需连续多次给药,尤以口服多次给药常见。按恒比消除的药物,当以恒速恒量给药时,开始阶段药物的吸收速率快于消除速率,体内药量逐渐蓄积,通常经 4～5 个 $t_{1/2}$,血浆中药物浓度基本达到稳定状态,这时的血浆药物浓度称为稳态浓度(steady-state concentration,C_{ss}),又称为坪值(plateau concentration),此时药物的吸收速率与消除速率基本达到平衡,在此后的继续给药过程中,体内药量不再继续蓄积,血药浓度不再升高(图 1-9)。

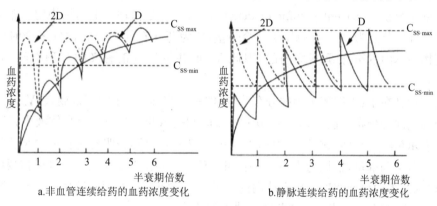

图 1-9 按半衰期给药的血药浓度变化

D. 每个半衰期的给药量;2D. 首剂加倍量;$C_{ss \cdot max}$.稳态时的峰浓度;$C_{ss \cdot min}$.稳态时的谷浓度

稳态血药浓度的意义:①当单位时间内给药量不变时,延长或缩短给药间隔,并不影响达到稳态浓度的时间,如每日用药总量确定后,可分多次给药;②稳态血药浓度的高低取决于连续恒量给药时的给药剂量,剂量大则稳态浓度高,剂量小则稳态浓度低。静脉恒速滴注时血药浓度可以平稳地到达稳态血药浓度,无血药浓度的上下波动;③若因病情需要,希望迅速达到稳态浓度时,可于开始给药时采用负荷剂量。以一个半衰期为间隔分次给药时(如口服、肌内注射),采用首次剂量加倍(首剂加倍)的方法给药,可迅速达到稳态血药浓度;静脉滴注时,可将第一个半衰期内静脉滴注剂量的 1.44 倍在静脉滴注开始时静脉注射,即可立即达到稳态血药浓度。

(四)生物利用度

生物利用度(bioavailability)是指血管外给药后药物被机体吸收进入体循环的速率和相

对量,常用 F 来表示。

$$F = \frac{A}{D} \times 100\%$$

A 为体内总药量,D 为给药剂量。

吸收进入体内的速率可用药-时曲线表示。生物利用度分为绝对生物利用度和相对生物利用度。测定生物利用度,通常以非血管给药(如口服、肌内注射以及舌下给药等)后所得的 AUC 与血管内(如静脉注射)给药所得的 AUC 相比较,其比值称为绝对生物利用度,以此评价同一种药物不同给药途径的吸收程度。当两种药物给药途径相同时,可用被测制剂的 AUC 与相同剂量的标准制剂的 AUC 相比较,得到的比值称为相对生物利用度。

$$绝对生物利用度 = \frac{非血管给药的\ AUC}{血管内给药的\ AUC} \times 100\%$$

$$相对生物利用度 = \frac{被测制剂的\ AUC}{标准制剂的\ AUC} \times 100\%$$

不同厂家生产的同一种制剂或同一厂家不同批号的药品之间的生物利用度可能存在差异,从而影响药物疗效,如地高辛,不同药物制品的生物利用度存在较大差异,临床用药时应给予重视。为了保证用药的有效性和安全性,生物利用度被列为药物制剂质量控制标准的重要指标。

(五)表观分布容积,

表观分布容积(apparent volume of distribution,V_d)是指理论上药物均匀分布应占有的体液容积。计算公式为:$V_d = D/C$,D 为给药量,C 为药物在体内分布达到平衡时的血药浓度。因药物在体内的分布是不均匀的,因此 V_d 值并不是真正意义的容积空间,而是一假定值。

其临床意义在于:①推测药物的分布范围,如一位 70 kg 体重的正常成人,V_d 为 5 L 左右时表示药物大部分分布于血浆;V_d 为 10~20 L 时则表示药物分布于全身体液中;V_d 为 40 L 左右时则表示药物分布到组织器官中;V_d 为 100~200 L 时则表明药物在体内某些组织中有蓄积。②推测给药剂量,根据药物的 V_d 值,可以计算达到预期血浆药物浓度所需要的给药剂量;也可根据测得的血药浓度来推算体内的药量。③推测药物的消除速率,一般而言,药物的 V_d 值越大,消除越慢,V_d 值较小的药物自体内的消除较快。

第三节　影响药物作用的因素

药物呈现的药理效应是药物效应动力学与药物代谢动力学相互作用的结果,受药物与机体两方面多种因素的影响。药物方面起决定作用的因素是药物的化学结构和物理性质,剂型、剂量、给药途径、给药时间和次数、疗程及联合用药等均可影响药物效应的产生。机体方面,用药者的年龄、性别、体重、营养状况、心理因素、病理状态及遗传差异等也是影响药物作用的因素。大多数患者在相同的给药条件下可产生相同的治疗效果,但少数患者可出现不同的效应,甚至差异很大,出现常人不会出现的异常反应,即质的差异,这种因人而异的药物反应称为个体差异(individual variation)。产生个体差异的原因可能存在于药物发挥作用的任何一个环节中。本节就前文中未提及的影响药物作用因素展开讨论。

一、药物方面因素

（一）药物的化学结构

药物的化学结构是决定药物作用性质的重要条件，与药物作用的关系极为密切。一般来说，化学结构相似的药物，其药理作用也相似，如巴比妥类镇静催眠药、喹诺酮类抗菌药等；但化学结构相似的药物也可表现相反或拮抗作用，如阿片受体拮抗药纳洛酮与激动药吗啡的化学结构相似，相互间却可产生拮抗作用。有些药物的化学结构虽然相同，由于有关基团在空间排列位置上的不同，形成光学异构体，其作用也不相同，如左旋多巴、左氧氟沙星，其右旋体无药理作用。

（二）药物的剂型

根据《中华人民共和国药典》或部颁标准等要求将药物制成的具有一定规格、形态的药品称为药物制剂（preparation）。制剂的形态类型，称"剂型"。同一药物的不同剂型可影响药效的发挥，如片剂、胶囊、口服液等均可口服给药，但药物崩解、溶解速率不同，吸收快慢、多少就不同。一般口服时液体制剂比固体制剂吸收快，即便都是固体制剂，胶囊剂的吸收快于片剂；肌内注射时吸收速率为：水溶液＞混悬剂＞油剂。

近年来生物制剂学的发展，为临床用药提供了许多新的剂型。如缓释制剂（slow release formulation，SLF）和控释制剂（controlled release formulation，CLF）能按要求缓慢而非恒速或恒速地释放有效成分，以较长时间维持有效血药浓度，产生持久药效。对于半衰期短且需要长期频繁给药的药物，这样既减少了用药次数，保证了疗效，又避免了血药浓度上下波动引起的不良反应。如以硝苯地平缓释片代替短效制剂，可减少血压不稳定造成的心、脑、肾等器官损伤。

（三）给药方法

1. 药物剂量　药物剂量的大小是决定药物在体内的浓度和药物效应强弱的重要因素。

2. 给药途径　大多数药物给药途径不同时产生的效应是相同的，只是因药物在吸收、分布方面的不同而影响到药物作用的速率和强度，仅表现为量的区别。但少数药物在给药途径不同时，甚至可改变药物作用的性质，即产生质的差异，如口服硫酸镁产生导泻、利胆作用，而注射硫酸镁则产生降低血压及抗惊厥作用。

各种给药途径起效快慢的一般规律是：静脉注射＞吸入＞舌下给药＞直肠给药＞肌内注射＞皮下注射＞口服＞皮肤或黏膜给药。但也有例外者，如地西泮肌内注射吸收慢而不规则，而口服给药则吸收迅速而完全。因此，临床用药应根据药物的理化性质、药理作用及患者病情选择适当的给药途径。

3. 给药时间　口服给药时，为增加药物的吸收程度和速率，通常是饭前空腹服用，但对胃有刺激性的药物宜在饭后服用，如阿司匹林。另外，应根据病情需要及药物特点决定用药时间，如催眠药应在睡前服用，降血糖药胰岛素宜在餐前给药，驱虫药空腹或半空腹服用，泻药和利尿药的起效时间应尽量避开患者的睡眠时间等。

研究生物节律与药物作用、药物毒性、药物体内过程之间关系的学科称为时间药理学（chronopharmacology）。即使相同剂量下，给药时间不同，机体对药物的反应性和药效也会有差别。凡受生物节律影响的药物则应按其节律用药，例如糖皮质激素于早上8时左右一次用药，对肾上腺皮质分泌的抑制作用比其他时间给药要弱；洋地黄治疗心功能不全在夜间用药,机体的敏感性较白昼给药要高 40 倍左右;硝酸甘油的抗心绞痛作用也是上午强、下午弱;氨茶碱扩张支气管效应白昼给药好于夜间。药物在体内的吸收、分布、代谢、排泄同样可能存在昼夜节律变化,甚至呈现季节节律变化,如大鼠肠管对维生素 K_1 的吸收于 24 时最高,相当于吸收最低时刻(6 时)的 3 倍;成人 8 时给予葡萄糖后,监测胰岛素达峰浓度及达峰时间发现,在 9 月份峰值较高,达峰时间也较短,相反 4 月份峰值较低,达峰时间也较长。许多药物的毒性都有昼夜节律性差异,如青霉素皮试反应存在昼夜差异,午夜反应最重,正午反应最轻;经典的 LD_{50} 并非一成不变,一天中测定的时间不同,测得的 LD_{50} 差别也很大。

4.给药间隔 给药间隔时间过短易致蓄积中毒,反之,给药间隔时间过长则血药浓度波动加大。药物半衰期是给药间隔的基本参考依据之一,临床上还需结合药物特点及患者情况进行调整。另外,肝、肾功能不全者应适当调整给药间隔时间。

5.疗程 即给药持续时间。对于一般疾病和急重症患者,症状消失后即可停药,对于某些慢性病及感染性疾病应按规定持续用药一段时间,以避免疾病复发或加重病情。如治疗癫痫应在症状完全控制后持续用药 2~3 年,即便是停药过程也至少要半年甚至 1~2 年。疗程过短或突然停药,可导致癫痫复发。

(四)联合用药

两种或两种以上药物同时或先后使用,称为联合用药(drug combination)或配伍用药。联合用药的目的主要有:①扩大治疗范围;②提高药物疗效;③减少不良反应;④避免或延缓病原体产生耐药性。联合用药时由于药效学或药动学的因素,改变了原有的药理效应,甚至产生毒性反应,称为相互作用(drug interaction)。药物相互作用的结果常发生体内或体外药物之间的相互影响。

1.药物在体外的相互作用 药物在体外配伍时发生物理性或化学性的相互作用而影响药物疗效或产生毒性反应称为配伍禁忌(incompatibility)。在配制药物,尤其是配制液体药物时,药物与药物、药物与辅料、药物与溶媒之间,可出现变色、产气、混浊以及沉淀等化学变化,使药物活性降低、消失或者毒性增加。例如氨基糖苷类抗生素与青霉素类联合应用时,不可混合注射,否则可失去抗菌活性。红霉素只能溶解于葡萄糖溶液中静脉滴注,而不能用生理盐水作溶媒,否则易析出结晶,产生沉淀。

2.影响药动学的相互作用 药物吸收、分布、代谢和排泄的任何一个环节均可发生相互作用。例如服用抗酸药因改变了胃液 pH 值,可减少弱酸性药物的吸收;钙、镁、铁、铝等离子能与四环素类药物形成络合物,相互影响吸收;口服降血糖药与阿司匹林等解热镇痛药合用,可被后者置换出来而使作用增强,出现低血糖反应;肝药酶诱导剂如苯巴比妥、利福平、苯妥英钠及烟、酒等能增加在肝内代谢药物的消除,而使药效减弱;肝药酶抑制药如异烟肼、氯霉素、西咪替丁等能减慢在肝内代谢药物的消除,而使药效加强;能改变尿液酸碱度的药物可以减少或增加某些弱酸性药物或弱碱性药物的排泄。共同通过肾小管主动转运分泌排泄的药物联合应用也会发生竞争性抑制,使药物作用时间延长,如水杨酸盐能竞争性抑制甲氨蝶呤自肾小管排泄而增加后者的毒性反应。

3.影响药效学的相互作用 药物联合应用时在药效学方面可产生协同作用(synergism)和拮抗作用(antagonism)。①协同作用:即配伍用药后药物作用增强,又分为相加作用(addition)和增强作用(potentiation),如两药合用后其总效应等于各药单用时效应之代数和,称为相加作用。两药合用后其总效应大于各药单用时之代数和,称为增强作用,如复方新诺明便是将磺胺甲噁唑(SMZ)与甲氧苄啶(TMP)联合应用,使磺胺类药物的抗菌作用大大增强,并明显地延缓了细菌耐药性的产生;普鲁卡因注射液中加入微量肾上腺素,可收缩局部血管,减少普鲁卡因的吸收,降低毒性,延长局麻作用时间。②拮抗作用:即配伍用药使药物作用减弱。产生拮抗作用时药物的效应小于各药单用的总和。药物的拮抗作用可用于中毒解救或纠正某些药物的不良反应,如静脉注射碱性鱼精蛋白中和过量的肝素,以纠正后者过量引起的出血症状。

总之,掌握药物相互作用的规律可以更好地提高药物治疗效果,避免或减少不良反应。但不合理的配伍用药,可使药物的疗效降低或出现明显的不良反应。如强效利尿药与氨基糖苷类抗生素合用,可使耳鸣、耳聋的发生率明显增加;强心苷与排钾利尿药合用,可诱发强心苷中毒等。临床上许多固定剂量比例的复方制剂,虽然应用方便,但针对性差,较难解决用药时的个体差异问题。

二、机体方面因素

(一)年龄

给药剂量通常是指18～60岁成年人的平均用药剂量。小儿及老年人处于生长发育或衰老过程的不同时期,其生理特点有所不同,对药物的处置过程也可能存在差异性。

1. 小儿　特别是新生儿、早产儿及婴幼儿,各组织器官正处于生长发育阶段,年龄越小,各组织器官的发育越不完善,因此,小儿并不是按比例缩小的成年人,用药时不只是存在着量的区别,而是对药物的吸收、分布、代谢及排泄均与成年人有很大差别,尤其表现在以下几个方面。

(1)血浆蛋白结合率:小儿血浆蛋白总量较少,药物血浆蛋白结合率较低,因而血浆中游离药物浓度升高,药物作用增强。

(2)血脑屏障:小儿血脑屏障发育不完善,对药物的屏障作用差,药物容易穿过血脑屏障而对脑组织产生影响,尤其是对中枢抑制药和中枢兴奋药更敏感。

(3)肝、肾功能:小儿肝、肾功能发育不全,对药物的代谢和排泄能力较低,药物在体内存留时间延长,血药浓度升高,易发生毒性反应。例如新生儿肝脏葡萄糖醛酸结合能力低下,应用氯霉素可能引起灰婴综合征;再如新生儿肾功能只有成人的20％,应用庆大霉素的 $t_{1/2}$ 长达18 h,是成人(2小时)的9倍,易发生蓄积中毒。

(4)体液占体重比例:小儿体液占体重比例较大,水盐代谢率较高,但对水盐的调节能力差,易发生水、电解质平衡紊乱。

(5)生长状态:小儿体力和智力都处于迅速发育阶段,易受药物影响,可发生一些成年人没有的反应,如服用四环素类、喹诺酮类药物可影响骨骼及牙齿发育,服用同化激素会影响长骨发育等。

总之,由于小儿对药物的反应一般比较敏感,加之新药临床试验一般不用小儿,缺乏小儿的药动学数据,故小儿临床用药时必须慎重。

2. 老年人　老年人的组织器官及其功能随年龄增长存在生理性衰退现象,许多生理、生化功能发生变化,常伴有某些老年性疾病造成的病理状态,如心脑血管病、糖尿病、骨代谢疾病、前列腺增生、胃肠疾病、痴呆等。老年人的药动学和药效学均可发生变化,如肝、肾功能衰退,使药物代谢和排泄速率明显减慢;血浆蛋白减少,且与药物的亲和力明显降低,使血浆中游离药物浓度升高;体液减少、脂肪增多,使水溶性药物血药浓度升高,脂溶性药物血药浓度降低;对中枢神经系统药物、心血管系统药物比较敏感等。因此,老年人用药也应慎重,应适当减少用药剂量。

还应注意,老年人的实际年龄与其生理年龄并不完全一致,即老年人生理功能衰退的程度因人而异,因此,没有按老年人年龄计算用药剂量的公式,一般用药剂量为成人的3/4。老年人常同时患有几种疾病,常同时应用多种药物,因此,用药时既要考虑药物对其所治疾病的疗效,又要考虑该药对其他疾病的影响以及药物间的相互影响。此外,一些老年人由于记忆力减退等方面的原因,用药依从性较差,容易发生漏服、误服和过量服药,因此,医务人员须耐心解释处方中的用药目的、剂量、用法及疗程,还应尽量简化治疗方案,使老年患者易于领会和接受。总之,临床用药时,应综合考虑老年患者的具体情况,制订出最佳治疗方案。

（二）性别

除性激素外,男性与女性对药物的反应通常无明显差别,但应注意女性的月经期、妊娠期、分娩期和哺乳期等特殊生理时期,用药时必须慎重。如:①月经期不宜应用强泻药、抗凝血药和刺激性药物,以免引起盆腔充血和月经过多,妊娠期使用上述药物还会引起流产、早产等;②妊娠期用药更宜慎重,既要考虑药物是否对正常妊娠有不利影响,还要考虑药物是否对胎儿产生不利影响,尤其是在受孕后3～12周内,是胚胎、胎儿各器官处于高度分化、迅速发育阶段,药物影响此过程,可能导致胎儿某些系统或器官畸形;③临产妇女不能应用影响正常分娩的药物,也不能应用半衰期较长、会随胎儿娩出而影响新生儿的药物;④哺乳期妇女不能应用影响泌乳或能从乳汁排泄而对婴儿产生不利影响的药物。

（三）体重

体重除因年龄有明显差别外,同年龄段内也可因高、矮、胖、瘦而有明显差别,从而可能会影响药物的作用。值得注意的是,如果两名服药者的体形相差不大而体重相差较大时,若给予同等剂量的药物,则体重较轻者的血药浓度明显高于较重者;当体重相近而体形差别明显时,则水溶性和脂溶性药物在两者的体内分布有所差别。因此既要考虑体重因素又要考虑体形因素。

（四）病理因素

疾病可影响药物的药动学过程,如心衰时药物在胃肠道的吸收下降、分布容积减少、消除速率变慢;严重肝功能不全时,可导致经肝代谢的药物代谢减慢、半衰期延长,需经肝脏活化的药物,如可的松或泼尼松等则不能起效;肾功能不全时,主要由肾脏排泄的药物从体内消除变慢,半衰期延长,容易发生蓄积中毒;当因疾病引起血浆蛋白减少时,血浆中游离型药物浓度升高,药物效应增强,甚至发生毒性反应;当发生脑膜炎时,血脑屏障的通透性增加,有利于抗菌药物发挥作用。疾病也可影响机体对药物的反应,如氢氯噻嗪用于水肿患者可产生利尿作用,用于尿崩症患者可产生抗利尿作用。也有些药物因机体的某种病理状态而不能应用,如当机体发热时,多数疫苗不适合应用。临床用药时,应充分注意机体伴有的病理状态可能对药物作用的影响,根据具体情况,适当选择药物和剂量,以求达到最佳治疗效果。

（五）精神因素

患者的精神状态与药物疗效关系密切,使用药物不仅要重视药物对患者的生理效应,也要重视药物对患者的心理效应。安慰剂（placebo）是不含药物成分、不具药理活性而外观似药品的制剂(如含乳糖或淀粉的片剂,含生理盐水的注射剂),对心理因素控制的自主神经系统功能影响较大,如血压、心率、胃分泌、呕吐和性功能等。对于头痛、心绞痛、手术后痛、感冒咳嗽以及神经官能症等,安慰剂能获得30%~50%的疗效。医生的任何医疗活动,包括一言一行等服务态度都可能发挥安慰剂作用,要充分利用这一效应,多关心患者,鼓励其战胜疾病。但医生不应利用安慰剂去敷衍或欺骗患者,因为这样会延误疾病的诊治,且有可能破坏患者对医生的信心。安慰剂在患者信心不足时还会引起不良反应。

(六)遗传因素

用药后表现出的个体差异是遗传因素和环境因素共同作用的结果,有的差异是以遗传因素的控制为主,而有的差异则以环境因素的影响较大。虽然多种环境因素能显著影响药物的作用,但在环境因素相同的条件下,药物反应的个体差异主要取决于遗传因素。研究和阐述遗传因素对药物体内过程和机体反应影响的学科称为遗传药理学(pharmacogenetics)。显著影响药物作用的遗传因素有:

1. 乙酰化代谢多态性 异烟肼、普鲁卡因、磺胺类、咖啡因等在人体内均经肝脏 N-乙酰转移酶代谢。因该酶数量的不同,可将人群分为慢乙酰化型、快乙酰化型两类。快、慢乙酰化者的发生率有明显的种族差异,白种人的快乙酰化者占30%~50%,中国人的快乙酰化者占70%~80%。以异烟肼为例,慢乙酰化者血药浓度高,半衰期长,治疗肺结核适合一周用药1~2次,患者易发生周围神经炎;而快乙酰化者血药浓度低,半衰期短,治疗肺结核必须每日给药,不易发生周围神经炎,但代谢物乙酰异烟肼可损害肝细胞,导致氨基转移酶升高和黄疸。

2. 葡萄糖-6-磷酸脱氢酶(G6PD)缺陷 红细胞中的 G6PD 在生理状态下对维持红细胞稳定性产生重要的作用。G6PD 遗传缺陷患者服用具有氧化作用的药物(伯氨喹、维生素 K、阿司匹林和磺胺类等)或某些食物(新鲜蚕豆)时,可使红细胞破坏而出现急性溶血。不同种族的 G6PD 缺陷发生频率不同,亚洲地区的犹太人发生率高达50%以上,黑人为10%~20%,而我国广东、广西壮族自治区等省 G6PD 缺陷约为6%~8%。

3. 假性胆碱酯酶缺陷 正常人血浆中的假性胆碱酯酶能迅速水解骨骼肌松弛药琥珀胆碱,故其作用仅持续几分钟。某些个体存在遗传性假性胆碱酯酶缺陷,其数量不足或与药物亲和力降低,使琥珀胆碱不能被迅速水解,骨骼肌松弛作用增强,严重者可造成呼吸肌麻痹。此酶缺陷还可影响普鲁卡因、阿司匹林等药物的代谢,因而引起不良反应。

4. 乙醇脱氢酶和乙醛脱氢酶多态性 乙醇在体内主要由乙醇脱氢酶(ADH)水解成乙醛,继而再由乙醛脱氢酶(ALDH)将乙醛水解成乙酸。人群中 ADH 和 ALDH 存在多态性,华人、日本人中 ADH 活性高者达90%,而白种人中不到5%,ALDH 活性低者在日本人占50%,我国汉族人占45%。饮酒引起的面红、心率加快、皮肤温度升高等症状是由乙醛促进肾上腺素和去甲肾上腺素分泌所致,包括华人、日本人、朝鲜人在内的东方人对酒精敏感,正是因为 ADH 活性高而 ALDH 活性低,导致血浆中乙醛增高所致。

(七)生活习惯与环境因素

烟叶在燃烧时产生的多种化合物可使肝药酶活性增强,吸烟可使药物的代谢速率加快。乙醇对多数中枢神经系统药、血管扩张药、降血糖药等有增强药效作用,长期小量饮酒可使肝药酶活性增强,药物代谢速率加快;短时大量饮酒则使肝药酶活性饱和或降低,导致药物代谢速率减慢。食物中的有些成分可对药物产生影响,如高蛋白饮食可使氨茶碱代谢速率加快;长期低蛋白饮食可使肝药酶含量降低,导致多数药物代谢速率减慢,还可使血浆蛋白含量降低,血中游离型药物浓度升高。另外,食品、饮料中的各种添加剂,农作物中的杀虫剂,空气中的粉尘、汽车尾气等，也都会影响肝药酶的活性，使药物的代谢受到影响，临床用药时应加以注意。

第四节　传出神经系统药理学概述

传出神经系统药是通过直接作用于受体或影响传出神经递质代谢过程，从而改变效应器官功能活动的药物。这类药物的效应与相应的传出神经功能相似或相反，在临床上广泛应用于心血管系统疾病、休克、眼科等疾病的治疗。因此充分了解传出神经的解剖学和生理学知识，对学习和掌握传出神经系统药物具有重要意义。

一、传出神经的分类与递质

(一)传出神经的解剖学分类

传出神经是指将中枢神经系统的冲动传至效应器，以支配效应器活动的一类外周神经。传出神经包括自主神经和运动神经，见图 1-10。

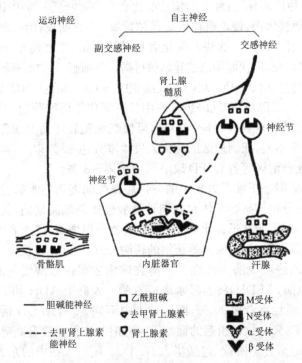

图 1-10　传出神经的化学传递及分类示意图

1.自主神经　自主神经主要支配心脏、血管、腺体及平滑肌等效应器官。它们自中枢发出后，一般先经神经节更换神经元（支配肾上腺髓质的交感神经不更换神经元），再到达所支配的效应器。自主神经有节前纤维和节后纤维之分，根据发出部位的不同，自主神经可分为交感神经和副交感神经。

2.运动神经　自中枢发出后，中途不更换神经元，直接到达所支配的骨骼肌。

(二)传出神经的递质

在正常情况下，当神经兴奋冲动到达神经末梢时，突触前膜可释放出传递信息的化学物质,称为递质。递质通过激动突触后膜上相应的受体而影响次一级神经元或效应器的活动,这一过程称为化学传递。传出神经的递质主要有乙酰胆碱(acetylcholine,ACh)和去甲肾上腺素(noradrenaline,NA),此外还有多巴胺(dopamine,DA)、5-羟色胺(5-hydroxytryptamine,5-HT)等。

(三)传出神经系统按递质分类

传出神经根据其末梢所释放的递质不同,主要分为胆碱能神经和去甲肾上腺素能神经。

1.胆碱能神经 是合成并释放乙酰胆碱的神经,包括运动神经、自主神经的节前纤维,副交感神经的节后纤维、极少数交感神经的节后纤维(如支配汗腺分泌和骨骼肌血管舒张的神经)和支配肾上腺髓质的交感神经。

2.去甲肾上腺素能神经 是合成并释放去甲肾上腺素的神经,包括绝大部分交感神经节后纤维。

此外,传出神经还包括多巴胺能神经、5-羟色胺能神经等。

二、传出神经递质的生物合成与代谢

传出神经递质的生物过程包括生物合成、贮存、释放和生物转化等环节。有些药物可通过影响其中的某个环节产生药理作用,如新斯的明、利舍平等。

(一)乙酰胆碱的生物合成与代谢过程

乙酰胆碱的生物合成主要在胆碱能神经末梢的胞浆内进行,其原料为胆碱和乙酰辅酶A。胆碱和乙酰辅酶A在胆碱乙酰化酶(choline acetylase)的催化下合成乙酰胆碱,然后乙酰胆碱与囊泡内的三磷酸腺苷(ATP)、囊泡蛋白结合并贮存于囊泡中,少部分则以游离形式存在于细胞质中。当神经冲动到达神经末梢时,Ca^{2+}内流进入神经末梢,促使囊泡与突触前膜融合,并产生裂孔,通过裂孔将乙酰胆碱排至突触间隙,这种方式称为胞裂外排。释放出的乙酰胆碱作用于突触前膜、突触后膜的受体引起生理效应。

乙酰胆碱在产生生理效应的同时,可在数毫秒之内被消除,即被突触间隙的胆碱酯酶(acetylcholinesterase,AChE)水解为胆碱和乙酸。水解产物中的部分胆碱可被胆碱能神经末梢摄取,再次作为合成乙酰胆碱的原料;另外,有少量ACh进入血液,见图1-11。

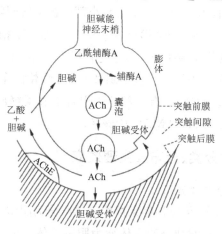

图 1-11 乙酰胆碱的生物过程示意图

ACh. 乙酰胆碱;AChE. 胆碱酯酶

(二)去甲肾上腺素的生物合成与代谢过程

去甲肾上腺素的生物合成主要在去甲肾上腺素能神经末梢内进行,合成原料为酪氨酸。酪氨酸从血液循环进入神经元后,经酪氨酸羟化酶的催化生成多巴,多巴在多巴脱羧酶的催化下生成多巴胺,多巴胺经囊泡膜上的胺泵被泵入囊泡后,在多巴胺 β-羟化酶的催化下转变为去甲肾上腺素,并与三磷酸腺苷和嗜铬颗粒蛋白结合贮存于囊泡中。当神经冲动到达神经末梢时,Ca^{2+} 内流进入神经末梢,通过胞裂外排方式将去甲肾上腺素释放至突触间隙,分别作用于突触前膜、突触后膜上的相应受体,引起生理效应。在去甲肾上腺素生物合成过程中,酪氨酸羟化酶是去甲肾上腺素生物合成的限速酶,当胞浆中多巴胺或去甲肾上腺素浓度增高时,对酪氨酸羟化酶有反馈性抑制作用,见图 1-12。

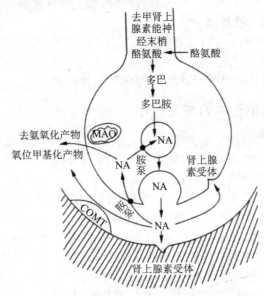

图 1-12　去甲肾上腺素的生物过程示意图

NA. 去甲肾上腺素;MAO. 单胺氧化酶;COMT. 儿茶酚氧位甲基转移酶

　　释放到突触间隙内的去甲肾上腺素很快被消除,其消除的主要方式是被突触前膜的胺泵摄取进入神经末梢细胞质内(占 75%～95%),小部分被突触间隙内的儿茶酚氧位甲基转移酶(catechol-o-methyltransferase,COMT)破坏。被摄入神经末梢细胞质内的大部分去甲肾上腺素再通过囊泡膜胺泵的作用被摄取进入囊泡内贮存备用,小部分被细胞质内的单胺氧化酶(monoamine oxidase,MAO)破坏。有些组织如心肌、平滑肌等也能摄取去甲肾上腺素,然后被组织中的 COMT 破坏。此外,尚有小部分去甲肾上腺素释放后从突触间隙扩散到血液中,最后被肝、肾等部位的 COMT 和 MAO 所破坏。

三、传出神经受体的分类、分布及生理效应

(一)传出神经受体的分类及分布

根据与之结合的递质不同,传出神经系统的受体可分为胆碱受体和肾上腺素受体等。

1. 胆碱受体　能与乙酰胆碱结合的受体称为胆碱受体。根据胆碱受体与某些物质结合的选择性不同,又可分为两类。

(1)毒蕈碱型胆碱受体:能够选择性地与毒蕈碱(muscarine)结合的胆碱受体称为毒蕈碱型胆碱受体(M 胆碱受体或 M 受体)。根据配体对不同组织 M 受体的相对亲和力不同,已将 M 受体分为 5 个亚型,即 M_1 受体、M_2 受体、M_3 受体、M_4 受体和 M_5 受体。

M受体主要分布于副交感神经节后纤维所支配的效应器官。M_1受体主要分布于胃壁细胞和中枢神经系统等部位，M_2受体主要分布于心脏，M_3受体主要分布于平滑肌、腺体等部位，见表1-2。

表1-2　传出神经系统受体类型、分布及其效应

受体类型	分布	效应
（一）胆碱受体		
1. M受体	心肌、窦房结、房室结、传导系统	心肌收缩力减弱、心率减慢、传导减慢
	血管	血管扩张
	内脏平滑肌（支气管、胃肠道、膀胱等）	平滑肌收缩
	腺体（唾液腺、汗腺、呼吸道腺体等）	腺体分泌
	眼部平滑肌（瞳孔括约肌、睫状肌）	瞳孔缩小
2. N受体		
（1）N_1受体	自主神经节	神经节兴奋
	肾上腺髓质	肾上腺髓质分泌
（2）N_2受体	骨骼肌	骨骼肌收缩
（二）肾上腺素受体		
1. α受体		
（1）α_1受体	血管（皮肤、黏膜、内脏等）	皮肤、黏膜、内脏血管收缩
	瞳孔开大肌	瞳孔扩大
（2）α_2受体	突触前膜	NA释放减少
2. β受体		
（1）β_1受体	心肌、窦房结、房室结、传导系统	心肌收缩力加强、心率加快、传导加快
	肾小球旁细胞	肾素分泌
	脂肪细胞	脂肪分解
（2）β_2受体	支气管平滑肌	支气管扩张
	血管（骨骼肌、冠状血管）	骨骼肌、冠状血管扩张
	肝脏	糖原分解
	突触前膜	NA释放增加
（3）β_3受体	脂肪细胞	脂肪分解

（2）烟碱型胆碱受体：能够选择性地与烟碱（nicotine）结合的胆碱受体称为烟碱型胆碱受体（N胆碱受体或N受体），可分为N_1受体和N_2受体，N_1受体位于神经节细胞膜、肾上腺髓质，N_2受体位于骨骼肌细胞膜。

2. 肾上腺素受体　能选择性地与去甲肾上腺素或肾上腺素结合的受体称为肾上腺素受体。肾上腺素受体又可分为α肾上腺素受体（α受体）和β肾上腺素受体（β受体）。α受体包括α_1受体、α_2受体两种亚型。β受体可分为β_1受体、β_2受体和β_3受体。

α_1受体主要分布于皮肤、黏膜和内脏的血管，瞳孔开大肌，腺体等部位；α_2受体分布于突触前膜。β_1受体主要分布于心脏、肾小球旁细胞等部位；β_2受体主要分布于支气管、骨骼肌血管、冠状血管、肝细胞、肌细胞及突触前膜等部位；β_3受体分布于脂肪组织。

另外，传出神经受体还有多巴胺受体，主要分布于肾血管、肠系膜血管等处。多巴胺可选择性地与多巴胺受体结合，产生激动效应，使肾血管、肠系膜血管扩张。

（二）传出神经受体激动后的生理效应

传出神经系统的递质与相应的受体结合后可产生激动受体的生理效应。

1.胆碱受体激动后的生理效应

（1）M样作用：M受体兴奋时，主要表现为心脏抑制、血管扩张、胃肠及支气管平滑肌收缩、腺体分泌、瞳孔缩小、导致近视等。

（2）N样作用：N_1受体兴奋时，表现为自主神经节兴奋、肾上腺髓质分泌；N_2受体兴奋时主要表现为骨骼肌收缩。

2.肾上腺素受体激动后的生理效应

（1）α型效应：α_1受体兴奋时，表现为皮肤、黏膜、内脏的血管收缩，瞳孔扩大，腺体分泌等。突触前膜的α_2受体兴奋时，对去甲肾上腺素产生负反馈的调节作用，可使去甲肾上腺素释放减少。

（2）β型效应：β_1受体兴奋时，主要表现为心脏兴奋、肾素分泌增加；β_2受体兴奋时，主要表现为支气管平滑肌松弛，骨骼肌血管及冠状血管扩张，肝糖原、肌糖原分解。突触前膜的β_2受体兴奋时可使去甲肾上腺素释放增加，起到正反馈调节作用。β_3受体兴奋时，主要表现为脂肪分解。

机体的大多数器官都接受胆碱能神经和去甲肾上腺素能神经的双重支配，而且在同一器官上，胆碱能神经和去甲肾上腺素能神经的作用大多是相互拮抗的，但在中枢神经系统的调节下，它们的功能既是对立的又是统一的。心血管系统以去甲肾上腺素能神经支配为主（占优势），胃肠道平滑肌、膀胱逼尿肌、腺体等以胆碱能神经支配为主（占优势）。当两类神经同时兴奋或抑制时，一般表现为优势支配增强或减弱效应。胆碱能神经和去甲肾上腺素能神经的功能既互相调节又互相制约。

四、传出神经系统药物的作用方式及分类

（一）传出神经系统药物的作用方式

1.直接作用于受体　许多传出神经系统药物能直接与胆碱受体或肾上腺素受体结合，结合后产生与递质相似作用的药物称为拟似药（激动药）。结合后不产生或较少产生拟似递质作用的药物称为拮抗药（阻断药），这类药物可妨碍递质与受体的结合，阻断神经冲动的传导，产生与递质相反的作用。

2.影响递质　有些传出神经系统药物可通过影响传出神经递质的生物过程而产生药理作用，不同药物的作用环节不同。

（1）影响递质的转运和贮存：有些药物通过影响递质的摄取和贮存而发挥作用，如利舍平可抑制去甲肾上腺素再摄取，使递质耗竭而产生降压作用。

（2）影响递质的释放：有些药物通过促进神经末梢释放递质而发挥作用，如麻黄碱和间羟胺不但能直接激动受体，还可通过促进去甲肾上腺素能神经末梢释放去甲肾上腺素而发挥拟肾上腺素作用。

（3）影响递质的生物转化：如抗胆碱酯酶药新斯的明可抑制胆碱酯酶活性，妨碍ACh的水解，提高ACh在突触间隙内的浓度，产生拟胆碱效应。

（二）传出神经系统药物的分类

传出神经系统药物按其作用性质（激动或阻断受体）及对不同受体的选择性进行分类，见

表 1-3。

表 1-3　传出神经系统药物的分类

拟似药	拮抗药
(一)胆碱受体激动药	(一)胆碱受体阻断药
1.M、N 受体激动药(乙酰胆碱等)	1.M 受体阻断药
2.M 受体激动药(毛果芸香碱)	(1)非选择性 M 受体阻断药(阿托品等)
3.N 受体激动药(烟碱)	(2)M$_1$ 受体阻断药(哌仑西平等)
(二)抗胆碱酯酶药(新斯的明等)	2.N 受体阻断药
(三)肾上腺素受体激动药	(1)N$_1$ 受体阻断药(樟磺咪芬等)
1.α、β 受体激动药(肾上腺素等)	(2)N$_2$ 受体阻断药(琥珀胆碱等)
2.α 受体激动药	(二)肾上腺素受体阻断药
(1)α$_1$、α$_2$ 受体激动药(去甲肾上腺素等)	1.α 受体阻断药
(2)α$_1$ 受体激动药(去氧肾上腺素)	(1)α$_1$、α$_2$ 受体阻断药
(3)α$_2$ 受体激动药(可乐定)	①短效类(酚妥拉明等)
3.β 受体激动药	②长效类(酚苄明等)
(1)β$_1$、β$_2$ 受体激动药(异丙肾上腺素)	(2)α$_1$ 受体阻断药(哌唑嗪等)
(2)β$_1$ 受体激动药(多巴酚丁胺)	(3)α$_2$ 受体阻断药(育亨宾等)
(3)β$_2$ 受体激动药(沙丁胺醇等)	2.β 受体阻断药
	(1)β$_1$、β$_2$ 受体阻断药(普萘洛尔等)
	(2)β$_1$ 受体阻断药(阿替洛尔等)
	(3)α、β 受体阻断药(拉贝洛尔等)

第五节　局部麻醉药

局部麻醉药简称局麻药,是一类能可逆地阻断神经冲动的发生和传导,使用药部位的感觉暂时消失,而患者在意识清醒、局部无痛觉的状态下接受手术的一类药物。根据化学结构的不同,局部麻醉药可分为两类:①酯类,化学结构中含有酯键,如普鲁卡因、丁卡因等;②酰胺类,化学结构中含有酰胺键,如利多卡因、丁哌卡因等。

一、局麻药的基本药理作用

1.局麻作用　局部麻醉药对各种神经都有阻断作用,甚至可使兴奋性和传导性完全丧失。高浓度时对自主神经、运动神经和中枢神经也产生麻醉作用。较细的无髓鞘神经纤维比较粗的有髓鞘神经纤维对局部麻醉药更为敏感。传导痛觉的神经纤维较细而且无髓鞘,因此,在局部麻醉药作用下,痛觉先消失,其次是冷觉、温觉、触觉和压觉。神经冲动传导的恢复则按相反的顺序进行。

局部麻醉药能穿透神经细胞膜,其结构中两个带正电荷的氨基与膜内侧 Na$^+$ 通道闸门边磷脂分子中带负电荷的磷酸基相连,使 Na$^+$ 通道结构发生改变而失活,阻断 Na$^+$ 内流,使神经细胞膜不能除极化,从而阻滞神经冲动的产生与传导,产生局部麻醉作用。

2.吸收作用　局部麻醉药吸收入血并达到一定浓度后会出现吸收作用,影响若干器官系统的功能,主要表现在对中枢神经系统和心血管系统的影响。

(1)中枢神经系统:一般表现为先兴奋后抑制,即先出现头晕、烦躁不安、震颤以及肌张力增高,甚至惊厥等,随后则表现为昏迷、呼吸麻痹等。

(2)心血管系统:主要是抑制性作用,表现为心脏抑制和血管扩张。降低心肌兴奋性和传导性,出现心肌收缩力减弱、房室传导阻滞,甚至引起心脏停搏;另外,局麻药可扩张血管,使血压下降。因此局部注射用药时,一般应加入少量肾上腺素,使局部血管收缩,减慢局部麻醉药的吸收,减少吸收中毒的可能性并延长作用时间。

局麻药的毒性反应必须积极预防并早期发现、及时处理。预防措施包括:①一次用药不能超过限量;②注药前必须回抽,观察有无血液;③根据患者具体情况和注药部位酌减剂量;④如无禁忌,可加少量肾上腺素;⑤局麻前可给予适量的神经安定药。局麻药中毒的治疗原则:①发生毒性反应后,应立即停止使用局麻药,吸入氧气;②轻者可肌内注射或静脉注射地西泮;③如已发生抽搐或惊厥,给予硫喷妥钠缓慢静脉注射;④如出现低血压,可用麻黄碱或间羟胺等药物维持血压稳定,心动过缓则静脉注射阿托品。一旦呼吸、心跳停止,立即进行心肺复苏。

二、局麻药的给药方法

1.表面麻醉 又称黏膜麻醉。是将对黏膜穿透力强的局部麻醉药滴于(喷雾或涂布于)黏膜表面,使黏膜下感觉神经末梢麻醉(图 1-13)。其麻醉表浅、用药量较少,适用于口腔、眼、鼻、咽喉、气管、食管以及尿道黏膜的手术或检查。常选用丁卡因、利多卡因等。

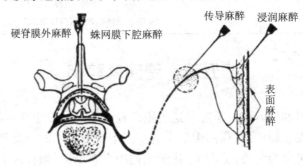

图 1-13 常用局部麻醉药的给药方法

2.浸润麻醉 是将药液注入手术部位的皮内、皮下或深部组织,使局部组织内的神经末梢被药液浸润而麻醉。其麻醉范围较小、用药量较大,适用于各种浅表小手术。常选用毒性较小、安全性较大的普鲁卡因或利多卡因。

3.传导麻醉 又称神经干阻滞麻醉。是将局部麻醉药注射于神经干或神经丛周围,从而阻滞该部位神经冲动的传导,使该神经所分布的区域麻醉。麻醉区域大、用药量少,适用于口腔、四肢等手术。常选用普鲁卡因、利多卡丙和丁哌卡因。

4.蛛网膜下腔麻醉 又称腰麻或脊髓麻醉。是将药液注入蛛网膜下腔,阻滞脊神经根的传导。其麻醉范围较广,适用于下腹部及下肢手术。常选用普鲁卡因和丁卡因等。应注意药液比重和患者体位的调节,防止药液扩散进入脑室而抑制延髓呼吸中枢,引起呼吸骤停。

5.硬脊膜外腔麻醉 又称硬膜外麻醉。是将药液注入硬脊膜外腔,使通过硬脊膜外腔穿出椎间孔的脊神经根麻醉。其用药量较大、麻醉范围广,适用于颈部至下肢的手术,尤其适用于胸腹部手术。由于硬脊膜外腔不与颅腔相通,注药平面可达颈椎水平,不会麻痹呼吸中枢。但用药量比腰麻大5～10倍,不可注入蛛网膜下腔,否则会发生严重中毒。常选用利多卡因,也可选普鲁卡因、丁卡因等。

腰麻和硬脊膜外腔麻醉时由于交感神经传导被阻断而引起血压下降,可取轻度头低位(10°～15°)或预先肌内注射麻黄碱预防。

三、常用局麻药

(一)普鲁卡因

普鲁卡因属于酯类局部麻醉药。

1. 药理作用

(1)局麻作用:本药对组织无刺激性,毒性较小,应用较广。由于亲脂性弱,所以黏膜穿透力差,故不宜用于表面麻醉。注射给药后 1～3 min 显效,作用维持时间仅 30～40 min,本药能扩张局部组织血管,故吸收较快,在药液中加少量肾上腺素可使其局部麻醉时间延长 1～2 h。

(2)局部封闭作用:0.25 %～0.5 %普鲁卡因溶液注射于局部组织做封闭疗法,可阻断疼痛引起的恶性刺激,恢复机体正常防御和调节功能。

2. 临床应用 注射给药可用于浸润麻醉、传导麻醉、蛛网膜下腔麻醉及硬脊膜外腔麻醉,还可用于治疗急性化脓性炎症(如疖、痈等)、神经痛、外伤痛以及急性肾衰竭时的肾囊封闭,也可用于静脉滴注去甲肾上腺素引起的局部组织疼痛和坏死。

3. 不良反应及注意事项

(1)过敏反应:给药前应详细询问过敏史,无过敏史者须做皮肤过敏试验。与酯类局部麻醉药之间可有交叉过敏反应。因过敏试验阴性者仍可能出现过敏反应,故使用时应密切观察患者反应。

(2)毒性反应:用量过大或误注入血管时,可引起中枢神经系统先兴奋后抑制,严重者可使血压下降、呼吸麻痹,甚至心脏停搏。

(3)低血压:蛛网膜下腔麻醉及硬脊膜外腔麻醉时常出现低血压,可用麻黄碱防治。

(4)心脏病、高血压、甲状腺功能亢进等患者禁止加肾上腺素。指、趾、阴茎、耳垂等末梢部位浸润麻醉时不能加肾上腺素,以免引起组织缺血坏死。

(5)常用其盐酸盐,易溶于水。水溶液不稳定,加热或久贮会逐渐变黄而失效。

4. 相互作用 局部麻醉药溶液均显酸性,不宜与碱性药液混合;普鲁卡因与葡萄糖配伍,局部麻醉效力降低;与强心苷合用能增加后者的心脏毒性;抗胆碱酯酶药能抑制普鲁卡因的水解过程而使其毒性增加;酯类局麻药与磺胺类药并用,相互减效。

(二)利多卡因

利多卡因属于酰胺类局部麻醉药。

1. 药理作用及临床应用

(1)局麻作用:本药无刺激性、脂溶性较高、穿透力较强、弥散广。扩张血管作用不明显。安全范围较大,作用比普鲁卡因强而持久,麻醉效力是普鲁卡因的 2 倍,可维持 1～2 h。多种局部麻醉方法均可应用,有"全能局部麻醉药"之称。主要用于传导麻醉、硬脊膜外麻醉。

(2)抗心律失常:利多卡因尚有抗心律失常作用,是治疗室性快速型心律失常的首选药。

2. 不良反应及注意事项

(1)本药毒性与普鲁卡因相似或稍强,用量过大可致惊厥及心搏骤停。

（2）与普鲁卡因无交叉过敏反应。因此，对普鲁卡因过敏者可改用利多卡因。

（3）因其扩散力强，麻醉范围不易控制，故用于蛛网膜下腔麻醉时应谨慎。

（4）严重肝功能不全、重度房室传导阻滞以及有癫痫病史者禁用。

常用局部麻醉药的比较见表 1-4。

表 1-4　常用局部麻醉药的比较

药物	相对强度	持续时间(h)	穿透力	相对毒性	主要局部麻醉用途	一次极量(mg)
普鲁卡因	1	0.5～1	弱	1	除表面麻醉外的各种局部麻醉	1000
利多卡因	2	1～2	强	1～2	除腰麻外的各种局部麻醉	500
丁卡因	10	2～3	强	10	除浸润麻醉外的各种局部麻醉	100
丁哌卡因	10	4～6	弱	6.5	浸润、传导、硬膜外麻醉	150

第六节　抗精神失常药

精神失常是由多种病理因素导致的精神活动障碍的一大类疾病，包括精神分裂症、躁狂症、抑郁症和焦虑症等。治疗这些疾病的药物统称为抗精神失常药，按临床应用分为抗精神病药（antipsychotic drugs）、抗躁狂症药（antimanic drugs）、抗抑郁症药（antidepressants）和抗焦虑症药（anxiolytics）。

一、抗精神病药

抗精神病药主要用于治疗精神分裂症，对其他精神病的躁狂症状也有效。这类药物大多是强效的 DA 受体阻断药，根据化学结构可分为吩噻嗪类、硫杂蒽类、丁酰苯类及其他抗精神病药。

（一）吩噻嗪类

1. 氯丙嗪　氯丙嗪（chlorpromazine，又名冬眠灵）是吩噻嗪类的典型代表药，也是应用最广泛的抗精神病药。

（1）体内过程：口服吸收慢而不规则，2～4 h 血药浓度达峰值。肌内注射吸收迅速，但刺激性强，应深部肌内注射。吸收后，90 %以上与血浆蛋白结合。氯丙嗪分布于全身，易通过血脑屏障，脑内浓度高。主要在肝脏代谢，经肾排泄。脂溶性高，易蓄积于脂肪组织，故排泄较慢。不同个体口服相同剂量的氯丙嗪后血药浓度可相差 10 倍以上，故给药剂量应个体化。

（2）药理作用：氯丙嗪药理作用广泛而复杂。阻断脑内 DA 受体是氯丙嗪抗精神病作用的主要机制，也是其长期应用产生严重不良反应的基础。还能阻断 α 受体和 M 受体等。

1）中枢神经系统

①镇静安定作用：氯丙嗪对中枢神经系统有较强的抑制作用。能显著减少动物自发活动和攻击行为，使之驯服，易诱导入睡。正常人口服治疗量氯丙嗪后，出现镇静、安定、活动减少、情感淡漠、注意力下降、对周围事物不关心，在安静环境下易入睡，但易唤醒，醒后神志清醒，随后又易入睡，但加大剂量不引起麻醉，此作用易产生耐受性；

②抗精神病作用：氯丙嗪能迅速控制精神分裂症患者兴奋躁动状态，大剂量连续用药能

消除患者的幻觉和妄想等症状,减轻思维障碍,使患者理智恢复,情绪安定,生活自理;

氯丙嗪等吩噻嗪类药物主要通过阻断中脑-边缘系统和中脑-皮质通路的 DA 受体发挥抗精神病作用,此作用不产生耐受性。同时氯丙嗪还可阻断黑质-纹状体、结节-漏斗通路的 DA 受体,分别产生锥体外系不良反应和内分泌紊乱;

③镇吐作用:氯丙嗪有较强的镇吐作用。小剂量可阻断延脑催吐化学感受区的 DA 受体,大剂量可直接抑制呕吐中枢,对延脑催吐化学感受区旁的呃逆调节中枢也有抑制作用,但不能对抗前庭刺激引起的呕吐;

④对体温调节的影响:氯丙嗪对下丘脑体温调节中枢有很强的抑制作用,使体温调节失灵,与解热镇痛药不同。其特点是:a. 既能降低发热机体的体温,也能降低正常体温。b. 体温随外界环境温度而改变,如配合物理降温,可使体温降至正常体温以下。c. 在高温环境下,可使体温升高。

2)自主神经系统:氯丙嗪可阻断 α 受体和 M 受体。阻断 α 受体可使血管扩张、血压下降,翻转肾上腺素的升压作用,但连续用药可产生耐受性。阻断 M 受体作用较弱,可引起口干、便秘和视物模糊等副反应。

3)内分泌系统:氯丙嗪可阻断结节-漏斗通路的 DA 受体,抑制下丘脑多种激素分泌,从而影响内分泌系统的功能。如减少下丘脑释放催乳素释放抑制因子、促性腺激素释放激素、促肾上腺皮质激素释放激素和生长激素释放激素,使催乳素分泌增加,尿促卵泡素、黄体生成素、肾上腺皮质激素和生长激素分泌减少,引起乳腺增生、溢乳、闭经、阳痿以及抑制儿童生长等,也可试用于巨人症的治疗。

(3)临床应用

1)精神分裂症:氯丙嗪治疗精神病安全有效,是治疗精神分裂症的首选药。主要用于Ⅰ型精神分裂症的治疗,对急性患者疗效显著,可消除患者的兴奋、躁狂、幻觉、妄想等症状,但不能根治,需长期甚至终生用药维持疗效;对慢性患者疗效较差。对Ⅱ型精神分裂症患者无效甚至加重病情。对其他精神病伴有的兴奋、躁动、紧张、幻觉和妄想等症状也有显著疗效。

2)呕吐和顽固性呃逆:对多种疾病(癌症、尿毒症等)和药物(吗啡、强心苷类等)引起的呕吐具有显著的镇吐作用,对顽固性呃逆具有显著疗效,但对晕动症无效。

3)低温麻醉与人工冬眠:氯丙嗪配合物理降温可使患者体温降至 34 ℃或更低,因而可用于低温麻醉。氯丙嗪与其他中枢抑制药(哌替啶、异丙嗪)合用,配合物理降温,可使患者深睡,体温、基础代谢及组织耗氧量均降低,处于类似动物的冬眠状态,称为"人工冬眠"。人工冬眠可增强患者对缺氧的耐受力,减轻机体对伤害性刺激的反应,有利于机体度过危险的缺氧缺能量阶段,为进行其他有效的对因治疗争取时间,多用于严重创伤、感染性休克、高热惊厥、中枢性高热及甲状腺危象等病症的辅助治疗。

(4)不良反应及注意事项:氯丙嗪药理作用广泛,长期用药后,不良反应较多。

1)一般不良反应:中枢抑制症状,如嗜睡、淡漠、无力等;M 受体阻断症状,如口干、便秘、视物模糊等;α 受体阻断症状,如鼻塞、血压下降、直立性低血压及反射性心动过速等,为防止直立性低血压,注射给药后应嘱患者卧床休息 2 h 左右,然后缓慢起立,血压降低时,应用去甲肾上腺素升压,禁用肾上腺素;DA 受体阻断症状,如乳腺增生、闭经溢乳、性功能障碍和生长缓慢等。局部刺激性较强,宜深部肌内注射;静脉注射可致血栓性静脉炎,应稀释后缓慢注射。

2)锥体外系反应:是长期大量服用氯丙嗪时常见而特有的不良反应,主要表现如下。

①帕金森综合征:表现为肌张力增高、面容呆板、动作迟缓、肌肉震颤以及流涎等;

②静坐不能:表现为坐立不安、反复徘徊;

③急性肌张力障碍:表现为强迫性张口、伸舌、斜颈、呼吸运动障碍及吞咽困难,由舌、面、颈及背部肌肉痉挛所致;

以上三种反应是由于氯丙嗪阻断了黑质-纹状体通路的 DA 受体,使纹状体中 DA 功能减弱、ACh 功能相对增强所致。减量、停药可减轻或消除上述反应,也可用抗胆碱药苯海索缓解。

④迟发性运动障碍:表现为口-面部不自主的刻板运动,出现吸吮、舔舌、咀嚼的口-舌-颊三联征,可伴有躯干或肢体的舞蹈样动作,停药后亦难消失。其机制可能是由于氯丙嗪长期阻断 DA 受体,使该受体上调所致。此反应难以治疗,用抗胆碱药反而使症状加重。

3)药源性精神异常:可引起精神异常,如意识障碍、萎靡、淡漠、兴奋、躁动、消极、抑郁、幻觉以及妄想等,应与原有疾病加以鉴别,一旦发生应立即减量或停药。

4)惊厥与癫痫:少数患者用药过程中出现局部或全身抽搐,脑电图有癫痫样放电,有惊厥或癫痫史者更易发生,应慎用,必要时加用抗癫痫药物。

5)急性中毒:一次使用大剂量氯丙嗪可致急性中毒,患者出现昏睡、血压下降甚至休克,并出现心肌损害,如心动过速、心电图异常等。此时应立即停药,对症治疗。

6)其他:常见症状有皮疹、光敏性皮炎。少数患者出现肝损害、黄疸,也可出现粒细胞减少、溶血性贫血和再生障碍性贫血等。应立即停药或换药。

2. 奋乃静、氟奋乃静及三氟拉嗪 奋乃静(perphenazine)、氟奋乃静(fluphenazine)及三氟拉嗪(trifluoperazine)是吩噻嗪类中的哌嗪衍生物,与氯丙嗪相比,其共同特点为:①抗精神病作用和锥体外系反应强;②镇静和降压作用弱。奋乃静对慢性精神分裂症的疗效高于氯丙嗪;三氟拉嗪和氟奋乃静对行为退缩、情感淡漠等症状疗效较好,适用于精神分裂症偏执型和慢性精神分裂症。

3. 硫利达嗪 硫利达嗪(thioridazine)是吩噻嗪类中的哌啶衍生物。其抗精神病作用不如氯丙嗪,但其优点为镇静作用强,锥体外系反应小,作用缓和,适用于门诊患者及年老体弱者。

吩噻嗪类抗精神病药物作用特点见表1-5。

表 1-5　吩噻嗪类抗精神病药物作用比较

药物	抗精神病剂量(mg/d)	抗精神病疗效	镇静作用	锥体外系反应	降压作用
氯丙嗪	25～300	+	+++	++	+++(im)/++(po)
氟奋乃静	2～20	++	+	+++	++
三氟拉嗪	5～20	++	+	+++	+
奋乃静	8～32	++	++	+++	+
硫利达嗪	150～300	+	+++	+	+++

注:+++.强;++.次强;+.弱;im. 肌内注射;po. 口服

(二)硫杂蒽类

硫杂蒽类药物的基本结构与吩噻嗪类相似,所以药理作用与吩噻嗪类也极为相似。

1. 氯普噻吨 氯普噻吨(chlorprothixene,泰尔登)为本类药的代表,与氯丙嗪相比其特点为:①抗幻觉、妄想作用弱;②调整情绪、抗抑郁和抗焦虑作用强;③对 α 受体、M 受体阻断作用较弱。适用于带有强迫状态或焦虑、抑郁情绪的精神分裂症,焦虑性神经官能症以及更年期抑郁症。不良反应与氯丙嗪相似但较轻,锥体外系反应也较少。

2.氟哌噻吨　氟哌噻吨(flupentixol)抗精神病作用比氯普噻吨强4～5倍,而镇静作用较弱,同时还具有抗焦虑、抗抑郁作用。适用于治疗急、慢性精神分裂症及各种原因引起的抑郁或焦虑症状。由于有特殊的激动效应,故禁用于躁狂症患者。不良反应与氯丙嗪相似,但锥体外系反应多见。

(三)丁酰苯类

丁酰苯类药物化学结构与吩噻嗪类完全不同,但药理作用及临床应用与吩噻嗪类相似。

1.氟哌啶醇　氟哌啶醇(haloperidol)能选择性阻断DA受体,与氯丙嗪相比有以下特点:①抗精神病作用和镇吐作用强;②锥体外系反应发生率高、程度重;③镇静、降压、抗胆碱作用较弱。适用于治疗以兴奋、激动、幻觉、妄想为主的精神分裂症,对慢性症状有较好疗效,也可用于多种原因(晕动症除外)引起的呕吐及顽固性呃逆。

2.氟哌利多　氟哌利多(droperidol,氟哌啶)与氟哌啶醇作用基本相似,但更快、更强、持续时间更短。临床上主要用于增强镇痛药的作用,常与芬太尼配合使用,使患者处于一种特殊的麻醉状态(精神恍惚、活动减少、对环境淡漠、不入睡,但镇痛),称为神经安定镇痛术,用于某些小手术(如烧伤清创等),也可用于麻醉前给药和控制精神病患者的攻击行为。

(四)其他抗精神病药

1.五氟利多　五氟利多(penfluridol)是口服长效抗精神分裂症药,一次用药疗效可维持一周。其抗精神病作用较强,有镇吐作用和较弱的镇静作用。适用于急、慢性精神分裂症,尤其是慢性患者的维持治疗。锥体外系反应常见。

2.舒必利　舒必利(sulpiride)可选择性阻断中脑-边缘系统DA受体。抗幻觉、妄想作用强,兼有抗抑郁作用。对紧张型精神分裂症疗效高、奏效快,对长期服用其他药物无效的难治病例也有一定的疗效,尚可用于治疗抑郁症。对纹状体DA受体的亲和力较低,锥体外系反应少。

3.氯氮平　氯氮平(clozapine)属于苯二氮䓬类,为新型抗精神病药。特异性阻断中脑-边缘系统和中脑-皮质通路的DA受体,抗精神病作用强,起效快,对慢性或对其他药物无效的精神分裂症也有治疗作用。优点是几无锥体外系反应及内分泌紊乱。主要用于其他药物无效或锥体外系反应过强的患者,可作为首选药。可引起粒细胞减少,须定期检查血象。

4.利培酮　利培酮(risperidone)为新型抗精神病药。通过阻断中枢DA受体和5-HT受体发挥良好抗精神病作用。具有用量小、用药方便、见效快、不良反应轻以及患者易于接受等优点。适用于首发急性和慢性患者,是治疗精神分裂症的一线药物。

二、抗躁狂症药

躁狂症是情感性精神障碍性疾病,其病因不明,现认为是脑内5-HT缺乏和NA增多所致。其特征是情绪高涨、烦躁不安、活动过度、思维和言语不能自制等。

抗躁狂症药通过抑制脑内NA能神经功能并提高5-HT含量而发挥作用,包括抗精神病药物(氯丙嗪、氟哌啶醇等)、抗癫痫药(卡马西平)和锂盐,目前最常用的是碳酸锂(lithium carbonate)。

1.体内过程　口服吸收快而完全,2～4 h血药浓度达峰值。通过血脑屏障进入脑组织和神经细胞较慢,故显效慢。$t_{1/2}$ 约 20 h,在体内不代谢,主要经肾排泄,增加钠盐摄入可促进其排泄。

2.药理作用　碳酸锂主要是锂离子发挥药理作用。治疗量对正常人的精神活动几无影响,但对躁狂症有显著疗效。其作用机制可能是通过抑制脑内 NA 和 DA 的释放,并促进其再摄取和灭活,从而降低突触间隙 NA 的浓度而发挥安定情绪的作用,不影响或促进 5-HT 释放。

3.临床应用　碳酸锂是目前治疗躁狂症的首选药物,特别是对急性躁狂和轻度躁狂疗效显著,有时对抑郁症也有效,还可用于治疗躁狂抑郁症。

4.不良反应及注意事项　不良反应较多,安全范围较窄,个体差异明显。

(1)一般反应:用药初期有恶心、呕吐、头晕、乏力、肢体震颤、口渴以及多尿等。

(2)抗甲状腺作用:长期用药可引起碘代谢异常,导致甲状腺肿及甲状腺功能低下。

(3)中毒反应:治疗浓度为 $0.8\sim1.5$ mmol/L,超过 2.0 mmol/L 即可中毒。轻度中毒症状包括恶心、呕吐、腹痛、腹泻和细微震颤;较严重中毒时影响中枢神经系统功能,表现为意识障碍、肌张力增高、共济失调、反射亢进、明显震颤及癫痫发作,直至昏迷与死亡。碳酸锂治疗指数很低,用药期间应定期测定血药浓度。中毒无特效解毒药,应立即停药,对症治疗并静脉注射生理盐水促使锂盐排泄。

三、抗抑郁症药

抑郁症是常见的精神障碍之一,目前认为是由于脑内 NA 和 5-HT 缺乏所致。表现为情绪低落、言语减少、活动迟缓、常自责自罪,甚至有自杀倾向。

抗抑郁症药主要通过增强脑内 5-HT 能神经和(或)NA 能神经功能来发挥作用。包括三环类抗抑郁症药、NA 再摄取抑制药、5-HT 再摄取抑制药和其他抗抑郁药。

(一)三环类抗抑郁症药

丙米嗪(imipramine,米帕明)为三环类抗抑郁症药的代表,也是目前治疗抑郁症的首选药。

1.体内过程　口服吸收好,但个体差异大,血药浓度 $2\sim8$ h 达高峰,$t_{1/2}$ 为 $10\sim20$ h。体内分布广,主要在肝代谢,其代谢产物地昔帕明仍有显著抗抑郁作用,与葡萄糖醛酸结合后自尿排出。

2.药理作用

(1)中枢神经系统:正常人服用后出现安静、嗜睡、头晕、目眩、口干以及视物模糊等症状,继续用药,上述症状加重,并出现注意力不集中,思维能力下降。抑郁症患者连续服药后则出现情绪高涨、精神振奋、思维敏捷、言语增多等,产生明显抗抑郁作用。但起效慢,需连续用药 $2\sim3$ 周后疗效才显著,故不宜用于应急治疗。

目前认为,丙米嗪抗抑郁作用的机制主要是抑制中枢突触前膜对 5-HT、NA 的再摄取,提高突触间隙递质浓度,促进突触传递功能。

(2)自主神经系统:可阻断 M 受体,引起视物模糊、口干、便秘和尿潴留等。

(3)心血管系统:可降低血压,致心律失常。此作用可能与其抑制 NA 的再摄取,增高心肌中 NA 浓度以及奎尼丁样效应直接抑制心肌有关,故心血管病患者慎用。

3.临床应用　主要用于各种抑郁症的治疗。对内源性、更年期抑郁症疗效较好,对反应性抑郁症次之,对强迫症、恐惧症、儿童遗尿症也有一定的疗效。但对精神分裂症的抑郁状态效果较差。

4. 不良反应及注意事项　常见的不良反应有口干、便秘、尿潴留、视物模糊、眼压升高以及心悸等抗胆碱作用,故前列腺增生、青光眼患者禁用。还可出现体位性低血压、心律失常等心血管系统不良反应及头晕、乏力、反射亢进、共济失调等中枢神经系统不良反应,故用药期间应定期做心电图检查,有癫痫病史者慎用。个别患者出现皮疹、肝功能异常、粒细胞缺乏症等,长期服药要定期检查血常规和肝功能。

其他三环类抗抑郁症药有阿米替林(amitriptyline)、多塞平(doxepin,多虑平)、氯米帕明(clomipramine)等,其作用特点见表 1-6。

表 1-6　三环类抗抑郁症药作用比较

药物	$t_{1/2}$(h)	抑制单胺类递质再摄取		镇静作用	抗胆碱作用
		5-HT	NA		
丙米嗪	10～20	＋＋＋	＋＋	＋＋	＋＋
阿米替林	31～46	＋＋＋	＋＋	＋＋＋	＋＋＋
多塞平	8～12	＋	＋＋	＋＋＋	＋＋＋
氯米帕明	21～31	＋＋＋	＋	＋＋＋	＋＋

注:＋＋＋. 较强;＋＋. 中等;＋. 弱

(二)NA 再摄取抑制药

1. 地昔帕明　地昔帕明(desipramine,去甲丙米嗪)为强效 NA 再摄取抑制药,也能抑制 5-HT 和 DA 的再摄取,对组胺 H_1 受体有较强的阻断作用,对 α 受体和 M 受体的阻断作用较弱。对轻、中度抑郁症疗效好。不良反应较少。

2. 马普替林　马普替林(maprotiline)为选择性 NA 再摄取抑制药,对 5-HT 再摄取几无影响。其抗胆碱作用、镇静作用和对血压的影响与丙米嗪相似。治疗抑郁症与丙米嗪相似。不良反应较少。

(三)5-HT 再摄取抑制药

本类药物对 5-HT 再摄取的抑制作用选择性更强,对其他递质和受体作用甚微。与三环类抗抑郁药相比,疗效相似而不良反应更少,同时还具有抗抑郁和抗焦虑双重作用。

1. 氟西汀　氟西汀(fluoxetine,百忧解),口服吸收良好,生物利用度接近 100 ％,$t_{1/2}$ 长,一般每日用药一次即可。氟西汀为强效选择性 5-HT 再摄取抑制药,对肾上腺素受体、M 受体、5-HT 受体等几无亲和力。临床用于治疗各种类型抑郁症,疗效与三环类抗抑郁症药相当,而耐受性与安全性则更好。对强迫症、贪食症亦有疗效。

2. 帕罗西汀、舍曲林　帕罗西汀(paroxetine,赛洛特)、舍曲林(sertraline,郁乐复)的作用同氟西汀,为选择性 5-HT 再摄取抑制药,可增高突触间隙递质浓度而发挥抗抑郁作用。其中帕罗西汀的疗效与三环类相当而副作用较弱;舍曲林对强迫症有效。

(四)其他抗抑郁药

曲唑酮(trazodone)抗胆碱作用及对心血管的影响较轻,是较安全的抗抑郁药。有镇静作用,适于夜间给药。

四、抗焦虑药

焦虑是多种精神、神经疾病的常见症状,焦虑症是以反复并持续地伴有焦虑、恐惧、担忧、不安症状和自主神经功能紊乱的精神障碍。目前病因尚不明确,治疗可采用心理疗法,也可使用苯二氮䓬类药物。此外,抗抑郁症药丙米嗪、氟西汀、帕罗西汀等也可用于焦虑症的治疗。

1. 盐酸氯丙嗪　片剂:12.5 mg、25 mg、50 mg。口服,镇吐:每次 12.5~50 mg,3 次/d;治疗精神病:小量渐增。初用轻症 300 mg/d,重症 600~800 mg/d,2~3 次/d,症状减轻后逐渐减至维持量 50~100 mg/d。注射液:10 mg/mL、25 mg/mL、50 mg/2mL。肌内注射或静脉注射,镇吐:每次 25~50 mg;治疗精神分裂症:每次 25~100 mg。拒服药者每次用 50~100 mg 稀释后缓慢静脉注射。

2. 奋乃静　片剂:2 mg、4 mg。口服,镇吐、抗焦虑:每次 2~4 mg,3 次/d;治疗精神病:开始 6~12 mg/d,逐渐增量至 30~60 mg/d,2~3 次/d。注射液:5 mg/mL。肌内注射,轻症 20~30 mg/d;重症 40~60 mg/d,2 次/d。

3. 盐酸氟奋乃静　片剂:2 mg。口服,初始每次 2 mg,2~3 次/d,渐增至 10~20 mg/d,最高不超过 30 mg/d。注射液:10 mg/2 mL。肌内注射,每次 2~5 mg,1~2 次/d。

4. 盐酸三氟拉嗪　片剂:1 mg、5 mg。口服,初始每次 5 mg,渐增至每次 10~30 mg,2~3 次/d。

5. 盐酸硫利达嗪　片剂:25 mg、50 mg。口服,初始每次 25 mg,3 次/d,渐增至 300~600 mg/d。

6. 氯普噻吨　片剂:12.5 mg、15 mg、25 mg、50 mg。口服,初始 50~100 mg/d,渐增至 400~600 mg/d,维持量 100~200 mg/d,2~3 次/d。

7. 氟哌啶醇　片剂:2 mg、4 mg。口服,初始每次 2~4 mg,2~3 次/d,渐增至 10~40 mg/d,维持量 4~20 mg/d。注射液:5 mg/ml。肌内注射,每次 5~10 mg,2~3 次/d,安静后改为口服;静脉滴注,10~30 mg 加入 250~500 mL 葡萄糖注射液内。

8. 氟哌利多　注射液:5 mg/2 mL、10 mg/2 mL。治疗精神分裂症:肌内注射,10~30 mg/d,1~2 次/d;神经安定镇痛:每次 5 mg 加入芬太尼 0.1 mg 缓慢静脉注射;麻醉前给药:术前半小时 2.5~5 mg 肌内注射。

9. 舒必利　片剂:10 mg、50 mg、100 mg。口服,初始每次 100 mg,2~3 次/d,缓慢增至治疗量 600~1200 mg/d,维持量 200~600 mg/d。止呕:每次 100~200 mg,2~3 次/d。

10. 氯氮平　片剂:25 mg、50 mg。口服,初始每次 25 mg,2~3 次/d,渐增至 200~400 mg/d,极量 600 mg/d,维持量 100~200 mg/d。

11. 利培酮　片剂:1 mg、2 mg。口服,初始每次 1 mg,1~2 次/d,渐增至 4~6 mg/d,最适剂量 2~6 mg/d,一般不超过 10 mg/d。

12. 碳酸锂　片剂:0.25 g。口服,治疗量 0.6~2 g/d,2~3 次/d,饭后服,逐渐增加剂量并参照血锂浓度调整,维持量 0.5~1 g/d。

13. 盐酸丙米嗪　片剂:12.5 mg、25 mg。口服,治疗抑郁症:每次 25~75 mg,3 次/d。治疗小儿遗尿症:6 岁以下 25 mg,6~12 岁 50 mg,12 岁以上 75 mg,睡前服。

14. 盐酸阿米替林　片剂:25 mg。口服,初始每次 25 mg,2~3 次/d,渐增至 150~250

mg/d,3 次/d,极量 300 mg/d,维持量 50～150 mg/d。

15.盐酸多塞平片　片剂:25 mg。口服,初始每次 25 mg,2～3 次/d,渐增至 100～250 mg/d,极量 300 mg/d。

16.盐酸氯米帕明　片剂:10 mg、25 mg。口服,初始每次 25 mg,2～3 次/d,渐增至 150～250 mg/d,极量 300 mg/d。注射液:25 mg/2 ml。初始 25～50 mg 稀释后静脉滴注,1 次/d,缓慢增至 50～150 mg/d,极量 200 mg/d。

17.盐酸马普替林　片剂:25 mg。口服,初始每次 25 mg,3 次/d,渐增至 75～200 mg/d,维持量 50～150 mg/d。

18.氟西汀　片剂:10 mg;胶囊剂:20 mg。口服,初始每次 20 mg,早餐后顿服,有效治疗量为 20～40 mg/d。

19.帕罗西汀　片剂:20 mg。口服,每次 20 mg,1 次/d,早上服用。

第二章　药学概论

第一节　药物相互作用

药物相互作用(drug interaction)是指某一种药物的作用由于其他药物或化学物质的存在而受到干扰,使该药的疗效发生变化或产生药物不良反应。这里所指的化学物质有可能是烟、酒或其他被人们滥用的毒品,也可能是食物中所含有的某种成分(如酪胺)或一些残存的添加物质(如杀虫剂)。当前药物的种类日益增多,新药品种不断出现,患者同时合用多种药物的现象很普遍,由药物相互作用所带来的问题特别是药物不良反应愈来愈引起人们的关注。临床上,药物相互作用的结果对患者的影响有三种情况:临床可期望的药物相互作用、不良的药物相互作用和不重要的药物相互作用。虽然临床上多药联用的情况非常普遍,但药物相互作用常常只在对患者造成有害影响时才引起充分注意。所以狭义的药物相互作用通常是指两种或两种以上药物在患者体内共同存在时产生的不良影响。可以是药效降低或失效,也可以是毒性增加,这种不良影响是与单用一种药物时有所不同的。

在不良的药物相互作用当中,要特别注意一些严重不良反应,如心搏骤停或心律失常、高血压危象、低血压休克、呼吸中枢抑制或呼吸肌麻痹、惊厥、出血、低血糖昏迷,肝、肾、骨髓等实质性器官损害。

药物相互作用按发生机制可分类如下。①药剂学相互作用:是指合用的药物发生直接的物理或化学反应,导致药物作用改变,即一般所称化学或物理配伍禁忌,多发生于液体制剂,常表现为在体外容器中出现沉淀,或药物被氧化、分解等;②药动学相互作用:药物在吸收、分布、代谢和排泄过程的任一环节受到影响,最终使其在作用部位的浓度增加或减少从而引起药效相应改变;③药效学相互作用:药物作用于同一受体或不同受体上,产生相加、增强或拮抗效应。需要指出的是,有时药物相互作用的产生可以是几种机制并存的。

一个典型的药物相互作用对(interaction pair)由两个药物组成。药效发生变化的药物称为目标药(object drug,index drug),引起这种变化的药物称为相互作用药(interacting drug)。一个药物可以在某一相互作用对中是目标药(如苯妥英钠-西咪替丁),而在另一相互作用对中是相互作用药(如多西环素-苯妥英钠)。有时两个药物互相影响对方的药效(如氯霉素-苯巴比妥),因而互为目标药和相互作用药。在少数情况下,甚至无法简单地将联用的药物进行这种区分。

一、药动学方面的相互作用

药动学方面的相互作用主要是由于药物吸收、分布、代谢或排泄的变化,由此影响了药物在其作用靶位的浓度和持续时间,结果的改变仅是效应的强度(加强或减弱)及持续时间,而药理效应的类型不改变。通常根据各种药物作用的知识或通过对患者的临床体征或血清药物浓度的监测对药动学的相互作用加以预测。

(一)影响药物在胃肠道吸收的相互作用

许多药物通过口服给药,在胃肠道吸收。这一过程受多种因素的影响,包括药物的 pKa

和脂溶性大小、剂型、消化道 pH 值、菌群和血流量等。药物在吸收部位的相互作用,其结果是多数情况下妨碍了药物吸收,但也有促进吸收的少数例子。需要注意区分的是,对吸收的影响可以表现为吸收速率的改变,也可以是吸收程度的变化。如果仅仅是吸收速率的改变将只引起浓度-时间曲线形状的变化,而不影响平均稳态浓度的大小。但是在单次给药治疗的情况下和药物起效存在确定的阈浓度时,吸收速率的改变将会对临床疗效产生影响。例如,对一个消除速率很快的药物如镇痛药,吸收的延迟很可能导致体内药量不能累积至阈浓度以上而使治疗失败。

1. 胃肠道 pH 值的影响　胃肠道的 pH 值可通过影响药物的溶解度和解离度进而影响它们的吸收。如酮康唑口服后需要在胃内的酸性环境下充分溶解,进而在小肠中吸收,因而不宜与抗酸药、抗胆碱药、H_2 受体阻断药或质子泵抑制药(奥美拉唑)等合用。如果需要并用,这些药物至少在酮康唑应用 2 h 后给予。

大多数溶解在体液中的药物都是以解离型和非解离型混合存在的。非解离型药物脂溶性较高,容易通过细胞膜,而解离型药物脂溶性较低,难以通过细胞膜。因此改变胃肠道 pH 值的药物,能影响目标药的解离度进而影响其吸收。如抗酸药使弱酸类药物(如水杨酸类、呋喃妥因、磺胺类、巴比妥等)的解离度增大,可妨碍其吸收。由于抗酸药升高胃肠道 pH 值的作用多数比较短暂,因此可间隔 2～3 h 服用抗酸药与其他药物,将这种影响减小至最低程度。

2. 胃肠运动的影响影响　胃排空或肠蠕动的药物能影响其他口服药的吸收。大多数药物主要在小肠以被动扩散方式吸收。胃排空速度的变化通常仅影响药物吸收的速率,而不影响吸收程度。如果要求口服药物能快速起效(如口服镇痛剂时),则胃排空速度的影响会比较重要。许多药物可减慢胃排空,如抗酸药、抗胆碱药和镇静催眠药等,从而导致目标药起效延迟。而甲氧氯普胺、西沙必利或一种泻药通过增加胃肠道运动而加速其他药物通过胃肠道,由此引起吸收减少,特别是对那些需要与吸收表面长期接触的药物以及仅在胃肠道特殊部位被吸收的药物影响更大。增加胃肠运动也可减少控释制剂和肠溶制剂的吸收。

对乙酰氨基酚常被用来进行药物吸收研究。因为它是一个弱酸药,在胃液和肠液中均大部分以非解离型存在,其在人体的吸收速率直接与胃排空速率成正比。丙胺太林、阿片类均抑制胃排空,可减慢对乙酰氨基酚的吸收速率,但不影响吸收程度。胃肠道促动力药甲氧氯普胺,可加快对乙酰氨基酚的吸收速率,这一有利作用已在临床上用于偏头痛的治疗。

加快肠推进运动的药物,会使溶解度低和本来难以吸收的目标药(如肠衣片、灰黄霉素)来不及从肠道充分吸收即随粪便排出,抑制肠推进的药物则作用相反。例如,地高辛缓释制剂在肠道内溶解度较低,与抑制肠蠕动的丙胺太林合用,地高辛血浓度可提高 30 ％左右;如与促进肠蠕动的甲氧氯普胺等合用,可减少其吸收;如口服地高辛溶液,则丙胺太林对其吸收影响不大。

3. 络合和吸附的影响　四环素类药物在胃肠道内能与金属离子(如 Ca^{2+}、Fe^{2+}、Mg^{2+}、Al^{3+}、Fe^{3+})形成难吸收络合物。因此某些食物(如牛奶)或药物(如抗酸药,含镁、铝和钙盐的制品,铁制剂)能显著减少四环素的吸收,多西环素和米诺环素较少受牛奶和其他食物影响,但是含铝的抗酸药同样会减少这类四环素的吸收。抗酸药能提高胃肠道内容物的 pH 值,也会引起四环素吸收降低。

抗酸药亦能显著减少氟喹诺酮类(如环丙沙星)的吸收,可能是由于金属离子与该药形成复合物的结果。这类相互作用可通过间隔 2 h 以上先后给药的措施加以避免,而不必换药或增加目标药的剂量。

双膦酸盐类(bisphosphonates)如依替膦酸钠(etidronate)、氯膦酸钠(clodronate)及阿仑膦酸钠(alendronate)在治疗骨质疏松症时常与钙剂一同服食。有研究显示,当这两种药物同时服用时,两者的生物利用度均显著降低,可导致治疗失败。这种影响可通过在两药间留下足够长的治疗间隔而加以避免。比如可在 12 周的疗程中先服用 2 周的依替膦酸钠,再服用 10 周钙剂。

阴离子交换树脂如考来烯胺(cholestyramine)、考来替泊(colestipol)除了能与胆酸结合,阻止胆酸再吸收作用外,还能与胃肠道中其他药物特别是酸性药物(如普萘洛尔、地高辛、华法林、三环类抗抑郁药、环抱素和甲状腺素)结合,引起吸收减少。因此,服用考来烯胺或考来替泊和另一其他药物之间的时间应尽可能延长(最好是不低于 4 h)。

某些止泻药(如活性炭、白陶土)可以吸附其他药物,引起吸收减少,虽然这类相互作用尚未给予充分研究,但服用这些制剂和其他药物之间间隔时间应当尽可能延长。

4. 食物的影响　食物可延迟或减少许多药物的吸收。食物通常减慢胃排空,但也可通过与药物的结合,达到减慢药物进入吸收部位或改变药物的溶解速率的效果,改变胃肠道内容物 pH 影响药物的吸收。

胃肠中的食物会减少许多抗生素的吸收。除个别例外(如青霉素 V、阿莫西林、多西环素以及米诺环素),一般认为青霉素、四环素衍生物及其他抗生素(如某些红霉素制剂)为获得适宜的吸收作用,宜在饭前至少 1 h 或饭后至少 2 h 服药。食物会减少其他许多药物如阿仑磷酸盐、阿司咪唑、卡托普利、去羟肌苷和青霉胺的吸收,这些药物宜在两餐之间应用。橘子汁、咖啡和矿泉水可以显著地减少阿仑磷酸盐的吸收,并降低其效应。该药必须在服药当天第一次进食、喝饮料或其他药物之前至少半小时用白开水吞服。

食物可显著改变茶碱控释制剂的活性,但不影响快速释放的茶碱制剂活性。在高脂肪餐前不足 1 h 服茶碱控释制剂,茶碱的吸收和血清峰浓度均比空腹时服用有显著增加。

5. 对消化道的毒性作用　细胞毒类抗肿瘤药物如甲氨蝶呤、卡莫司丁、长春碱等能破坏肠壁黏膜,从而妨碍其他药物的吸收。接受这些化疗药物的患者,其合用的苯妥英或维拉帕米的吸收可减少 20 %～35 %,并导致这两种药的疗效下降。

6. 肠道菌群的改变　消化道的菌群主要位于大肠内,胃和小肠内数量极少,因此主要在小肠内吸收的药物较少受到肠道菌群的影响。口服地高辛后,部分药物可在肠道细菌的作用下转化为无强心作用的双氢地高辛和双氢地高辛苷元。能抑制这些肠道菌群的药物,如红霉素、四环素类和其他广谱抗生素可抑制肠道内地高辛的转化,引起血浆浓度升高而中毒。

抗菌药物也能抑制细菌水解那些随胆汁分泌进入肠道的药物结合物,从而减少活性原药的重吸收,即抑制了这些药物的肠肝循环。例如,抗生素可抑制口服避孕药中炔雌醇的肠肝循环,导致循环血中雌激素水平下降,但尚不能确定这是否与少数妇女避孕失败有关。

口服广谱抗生素抑制肠道菌群后,会使维生素 K 合成减少,可加强香豆素类抗凝药的作用,应适当减少抗凝药的剂量。

(二)影响药物分布的相互作用

药物一旦被吸收,将分布到其作用部位引起效应。在这一过程中与其他药物发生相互作用的主要机制是药物从蛋白结合位点上被置换下来,使游离型药物的浓度增加。此外,一种药物也可通过影响另一药物在组织中的分布量,从而影响它的消除。

1. 竞争蛋白结合部位 药物经吸收进入血液循环后,大部分药物或其代谢产物均不同程度地与血浆蛋白发生可逆性结合。一般而言,酸性药物主要与血浆白蛋白结合。碱性药物如三环类抗抑郁药、利多卡因、丙吡胺和普萘洛尔等除与白蛋白结合外,还与 α_1-酸性糖蛋白结合。当同时应用两种或多种药物时,有可能在蛋白结合部位发生竞争,结合力强的药物将结合力弱的药物置换为游离型,使其药理活性相应增强,以致在剂量不变的情况下,使药物的作用或毒性增强。

通过体外试验很容易证明,许多药物间均存在这种蛋白结合的置换现象。因此,过去一度认为它是临床上许多药物相互作用的一个重要机制。但近年来更深入的研究得出结论:大多数蛋白结合置换性相互作用并不产生任何有临床意义的后果。因为置换使游离型药物增多,可被肾小球滤过和代谢的药物也增多。这些置换下来的药物很快离开血浆室,血中游离型药物的浓度一般只经历短暂的升高,便又重新恢复原有的平衡,所以通常并不致引起药理效应的改变。

保泰松与华法林的相互作用研究是对蛋白结合置换现象的临床意义进行重新认识的典型例子。早在 1959 年以前就已认识到保泰松可以增强华法林的抗凝作用。随后在体外研究中证实,保泰松可以将华法林从其血浆蛋白结合部位置换出来,据此认为任何非甾体类抗炎药均以这种方式增强华法林的抗凝作用。现在的研究认识到,这种相互作用是由于保泰松立体选择性地抑制了华法林的代谢的结果。临床上应用的华法林是 R 和 S 两种对映体的外消旋混合物,其中 S-华法林的抗凝作用比 R-华法林强 5 倍。保泰松可以抑制强效的华法林(由 CYP2C9/18 催化)的代谢,而诱导低活性的 R-华法林(由 CYP1A2、CYP2C19 催化)的代谢。这样,R-华法林清除率升高,而活性体 S-华法林清除率下降,但消旋体半衰期不变。因此保泰松与华法林合用时,有必要监测华法林对映体的浓度以确定用药方案。现已清楚,大多数 NSAID 并不与华法林或其他抗凝药发生相互作用,即使它们均有很高的血浆蛋白结合率。

药物在蛋白结合部位的置换反应能否产生明显的临床后果,取决于目标药的药理学特性,那些分布容积小、半衰期长和治疗窗窄的药物被置换下来后,往往发生药物作用的显著增强而容易导致不良的临床后果。表 2-1 列举了一些有关蛋白结合置换的药物相互作用。

表 2-1 因血浆蛋白置换而引起的药物相互作用

相互作用药	目标药(被置换药物)	临床后果
水杨酸类、呋塞米、甲磺丁脲等	磺酰脲类口服降糖药	低血糖
水合氯醛	华法林	出血倾向
水杨酸类、呋塞米、磺胺类	甲氨蝶呤	白细胞减少症
乙胺嘧啶	奎宁	金鸡纳反应、粒细胞减少
呋塞米	水合氯醛	出汗、脸潮红、血压升高
维拉帕米	卡马西平、苯妥英钠	两药毒性增强

2. 改变组织分布量

(1)组织结合位点上的竞争置换:与药物在血浆蛋白上的置换一样,类似的反应也可发生于组织结合位点上,而且置换下来的游离药物可返回到血液中,使血药浓度升高。由于组织结合位点的容量一般都很大,这种游离浓度的升高通常是短暂的,但有时也能产生有临床意义的药效变化。例如,奎尼丁能将地高辛从其骨骼肌的结合位点上置换下来,增高地高辛的血中浓度(奎尼丁也能影响地高辛的肾脏排泄),引起毒性反应。

（2）改变组织血流量：某些作用于心血管系统的药物可通过改变组织血流量而影响与其合用药物的组织分布。例如，去甲肾上腺素减少肝血流量，使利多卡因在主要代谢部位肝脏的分布量减少，可明显减慢该药的代谢，使血药浓度增高。而异丙肾上腺素增加肝脏血流量，可降低利多卡因血浓度。

（三）影响药物代谢的相互作用

影响药物代谢的相互作用的发生率约占药动学相互作用的 40 ％，是临床意义最为重要的一类相互作用。这类相互作用主要涉及细胞色素 P450 酶的诱导与抑制。细胞色素 P450 酶是传递电子和催化许多药物氧化作用的微粒体异构酶的大家族。电子由 NADPH-细胞色素 P450 还原酶供给，一种黄素蛋白把电子从 NADPH（还原型辅酶Ⅱ）传递给细胞色素 P450。细胞色素 P450 酶系可分为 14 个享有同源系列的哺乳动物基因族和 17 个亚族。它们的基本符号用 CYP 表示，接着以阿拉伯数字表示族，根据氨基酸序列的相似程度，每一家族分为若干亚族（subfamily），用大写英文字母标识，每个亚族中的单个酶根据鉴定的先后顺序用阿拉伯数字编序，如 CYP1A1、CYP1A2。一个肝细胞中可含多种 CYP 酶，一种 CYP 酶可催化多种药物代谢，而一种药物大多只通过一种酶（或以一种酶为主）进行代谢。在哺乳动物代谢中最重要的酶有 1A、2B、2C、2D 和 3A 亚族，在人类代谢中重要的酶是 CYP1A2、CYP2C9、CYP2C19、CYP2D6 和 CYP3A4。其中又以 CYP3A4 含量最多（占肝脏 CYP 总量的 25 ％，肠道含量也很丰富），底物特异性最广泛（约 50 ％的药物经其催化代谢），而在药物代谢中有相当的重要性。CYP 酶的活性受遗传和许多其他因素的调节，如年龄、性别、种族、饮食、烟酒嗜好和病理状态等。这可以解释为什么涉及代谢的药物相互作用存在明显的个体差异。主要 CYP 酶的常见底物、抑制剂和诱导剂，见表 2-2。

表 2-2　主要 CYP 酶的常见底物、抑制剂和诱导剂

CYP 酶	底物	诱导剂	抑制剂
1A2	对乙酰氨基酚 咖啡因 茶碱 维拉帕米 R-华法林	烟熏食物 香烟 苯巴比妥 利福平	环丙沙星 依诺沙星 诺氟沙星 呋拉茶碱
2C9	丙米嗪 S-华法林 甲苯磺丁脲 苯妥英	利福平	磺胺苯吡唑 磺吡酮 氯霉素
2C19	兰索拉唑 奥美拉唑 S-美芬妥英 地西泮	利福平	甲苯磺丁脲
2D6	地昔帕明 美托洛尔 可待因 去甲替林	不受一般诱导剂影响	奎宁丁 氟西汀
2E1	氟烷 对乙酰氨基酚 安氟醚	乙醇（长期） 异烟肼	双硫仑

(续表)

CYP 酶	底物	诱导剂	抑制剂
3A4	环孢素 阿司咪唑 非洛地平 胺碘酮 特非那定 硝苯地平 洛伐他汀	卡马西平 糖皮质激素类 利福平 苯妥英	西咪替丁 红霉素 酮康唑 醋竹桃霉素 西柚汁

1. 酶的诱导　除 CYP2D6 以外,所有的 CYP 酶均可被诱导,CYP 酶的诱导表现为 DNA 转录和酶蛋白合成的增加,这一过程一般需要数天或数周,取决于诱导剂的剂量、消除半衰期和相应酶的动力学特性。诱导剂的剂量越大,消除半衰期越短(达到稳态浓度快),被诱导的酶的合成与降解周期越短,则诱导作用出现越快。

加入酶诱导剂可使该酶的底物浓度降低,代谢产物浓度升高。酶诱导的结果一般是导致目标药的药效减弱,但如果药物的效应是由其活性代谢物引起,则也可见药效增强。在多数情况下,酶的诱导没有明显的临床意义,但对于一些治疗窗窄的药物可严重影响治疗效果,甚至导致不良反应的发生。例如,苯巴比妥可诱导 CYP2C9,使该酶的底物 S-华法林的代谢速率加快,导致华法林抗凝作用的减弱,需增加华法林的剂量以补偿这种效应。此时如果患者停用苯巴比妥,CYP2C9 的活性迅速恢复到诱导前的"低"水平,结果可使血浆中华法林浓度显著上升,华法林剂量必须相应的降低,否则,可引起致命性大出血。应用苯二氮䓬类镇静药就可避免上述相互作用的发生。利福平可诱导口服避孕药中有效成分的代谢,在许多患者中导致避孕失败。

如果药物的代谢产物能引起不良反应时,则不能通过增加剂量来补偿因代谢被诱导而造成的药物疗效降低,因为此时剂量的增加也使与治疗作用无关的不良反应发生率大大增加。例如,抗麻风药氨苯砜受 CYP3A4、CYP2C9 和 CYP2E1 的催化可形成羟胺类活性代谢产物,该产物可被红细胞摄取,将血红蛋白氧化成高铁血红蛋白。临床上氨苯砜常与另一抗麻风药利福平合用,后者是 CYP 酶的广谱诱导剂,可使氨苯砜的羟胺类活性代谢物生成量增加四倍,若再增加氨苯砜剂量,将明显增加高铁血红蛋白血症的发生率。利福平与异烟肼合用于治疗结核病时,因利福平诱导异烟肼代谢生成较多的肼类中间产物,可使患者药物性肝炎的发生率由单用异烟肼时的 1 ％上升到 7 ％。表 2-3 列出了一些临床上:由酶诱导而引起药物相互作用的例子。

表 2-3　由酶诱导而引起的药物相互作用实例

目标药	酶诱导剂	临床后果
卡马西平	拉莫三嗪	增加环氧化代谢浓度导致毒性
口服避孕药	利福平、利福布汀、曲格列酮	突破性出血,避孕失败
环孢霉素	苯妥英、卡马西平	环孢霉素浓度降低,可导致移植物排斥
对乙酰氨基酚	长期嗜酒	低剂量时也产生肝毒性
糖皮质激素	苯妥英、利福平	代谢增强可能导致治疗失败

2. 酶的抑制　临床上因 CYP 酶的抑制而引起的药物相互作用远较因 CYP 酶诱导所引

起的常见，但机制相对简单。CYP酶的抑制主要发生在酶蛋白水平上，由抑制剂占据相应酶的一定部位，从而使酶代谢其他底物的活性减弱，可不伴有酶蛋白含量的减少。CYP酶的抑制有时也由一些基因调控、转录及酶蛋白合成等水平的机制所致。酶抑制的过程通常要比酶诱导快得多，只要肝脏中的抑制剂达到足够的浓度即可发生。

西咪替丁可通过抑制多种CYP酶的活性而影响许多药物在体内的代谢，导致它们血药浓度上升；目前临床上已报道70多种药物的肝清除率在与西咪替丁合用后出现不同程度的下降，如卡马西平、苯妥英钠、茶碱、华法林及地西泮。雷尼替丁对肝脏氧化性酶的亲和力比西咪替丁小得多，因此，雷尼替丁不大可能发生上述临床上的相互作用。法莫替丁和尼扎替丁不抑制氧化性代谢途径，因而不与经由此途径代谢的药物发生相互作用。临床上当药物与西咪替丁合用时，应注意调整剂量，必要时可用雷尼替丁代替西咪替丁。

阿司咪唑或西沙必利大部分被肝脏CYP3A4代谢，该酶若被其他某些药物抑制（如：奈法唑酮、克拉霉素、红霉素、伊曲康唑、酮康唑、醋竹桃霉素）即可使这些药物的血清浓度升高，导致QT间期延长和尖端扭转性心律失常，威胁到患者生命。因此，阿司咪唑或西沙必利禁与上述提到的药物合用。

利托那韦为某些肝脏CYP酶的强抑制药，可以显著增加经这些酶代谢的药物（如抗心律失常药，阿司咪唑，大多数苯二氮䓬类，西沙必利）的血清浓度。这些药物禁与利托那韦同时应用。利托那韦也能与许多其他药物发生相互作用，合并应用时必须密切监护，根据需要调整剂量。

红霉素抑制卡马西平和茶碱的肝脏代谢，从而增加这些药物的效应。氟喹诺酮类环丙沙星、依诺沙星可显著增加茶碱的活性，可能也是通过相同的机制。

别嘌呤醇抑制黄嘌呤氧化酶，减少尿酸生成。黄嘌呤氧化酶涉及巯嘌呤和硫唑嘌呤的代谢。当该酶受抑制时，能显著增强这些药物的效应。因此并用别嘌呤醇时，巯嘌呤和硫唑嘌呤的剂量应当减少到常用量的1/3～1/4。

西柚汁（grapefruit juice）是近年来研究较多的食物－药物相互作用的例子。它仅对肠道CYP3A4有抑制作用，而对肝脏CYP3A4无影响。在肠壁被大量代谢的药物与西柚汁同服，其生物利用度可明显增加。如沙奎那韦与西柚汁合用时，AUC可增大50%～200%。类似的药物还包括β受体阻断剂、钙通道阻滞剂、苯二氮䓬类和HMG CoA还原酶抑制剂等。西柚汁对P-糖蛋白（P-gp）介导的肠细胞转运过程也有抑制作用。例如，环孢素与西柚汁合用时，其生物利用度大大增加被认为主要由P-gp的抑制引起。由于西柚汁是一种天然产品，患者的饮用量、频度与给药的间隔时间、不同品牌的成分含量等因素都不尽相同，使它与药物相互作用的程度在不同患者中存在较大的变异。

（四）影响药物排泄的相互作用

大多数影响药物排泄的相互作用发生在肾脏。当一个药物改变了肾小管液的pH、干扰了肾小管的主动转运过程时，就能影响其他一些药物的排泄。

1. 改变尿液pH　尿pH值影响弱酸类和弱碱类药物的解离作用，从而影响它们的再吸收和排泄。非解离型药物更易从肾小管滤液中弥散入血液。酸性药物在酸性尿中比在碱性尿中存在更多的非解离型药物，而在碱性尿中主要以解离型形式存在。因此，在酸性尿时有更多的酸性药物（如水杨酸盐）会从酸性尿液中弥散返回血液，从而延长或许可加强药物的活性。这种效应更可能发生在服用大剂量水杨酸盐(治疗关节炎)的患者。服用碱性药物(如右苯丙胺)则可见到相反的效应,如尿液 pH 值维持在 5 左右,在 16 h 内右苯丙胺排出用药量的54.5 ％,而 pH 值维持在 8 左右时则仅排出用药量的 2.9 ％。

2.干扰肾小管分泌　丙磺舒提高青霉素类的血清浓度并延长其活性,其作用主要是阻断这些药物的肾小管分泌。临床上也可见到非甾体抗炎药增加甲氨蝶呤的毒性,有时甚至威胁患者生命。这种相互作用可能与甲氨蝶呤的肾小管分泌受到抑制有关。如果临床确实需要将非甾体抗炎药与甲氨蝶呤合用,则甲氨蝶呤的剂量应减半,还应密切观察骨髓毒性反应。某些碱性药物之间亦可产生同样的相互作用,如地高辛与奎尼丁合用时,地高辛的血清浓度比单用时增高 2～3 倍,分布容积减少 33 ％～57 ％。相互作用的机制较为复杂,原因之一可能与奎尼丁降低了地高辛的肾清除率相关。当然也可能与其他非肾脏机制的参与有关。

二、药效学方面的相互作用

药效学相互作用主要指作用在同一受体或生理系统上的药物间产生的相加、协同或拮抗作用。这类相互作用对药物的血浆浓度和药代动力学无明显影响。

(一)相加作用

指两种药物合用时作用于同一部位或同一受体,使药效增强,其特点为合用药物对受体作用的内在活性相等,因而发生相加作用。临床用药时,各药如不减半剂量,由于相加作用,可发生中毒现象。例如,氨基糖苷类抗生素的链霉素、卡那霉素、庆大霉素、新霉素等与肌松药筒箭毒碱、加拉碘铵等非去极化型药物合用,肌肉松弛作用加强,重者可发生呼吸麻痹。又如抗胆碱药与具有抗胆碱作用的药物合用,如阿托品与氯丙嗪合用,可导致胆碱能神经功能低下。肾上腺嗜铬细胞瘤患者合用 α 受体与 β 受体两种阻断剂的效果,明显优于单用仅受体阻断药,因为所释放的肾上腺素既兴奋 α 受体又兴奋 β 受体。

(二)协同作用

指两药合用时分别作用于不同的部位或受体,而产生协同的效应,使两者合用时的效应大于单用时效应的总和。例如,镇静催眠药与抗精神病药合用,中枢抑制作用可相互加强;MAO 与氯丙嗪合用,不仅增强安定作用,也增强降压作用;氨基糖苷类与肌松药合用,可延长麻醉持续时间(表 2-4)。

表 2-4　协同的药物相互作用

原发药物	合用药物	结果
乙醇	巴比妥类、麻醉药、抗组胺药	中枢神经
肌松剂	氨基糖苷类、奎尼丁、普鲁卡因	延长麻痹
口服降糖药	水杨酸、普萘洛尔、MAOI	低血糖
强心苷	普萘洛尔、胍乙啶	心动过缓

(三)拮抗作用

指两种或两种以上的药物合用引起药效降低的现象。产生拮抗的机制,除上述药动学的机制外,还有药效学的机制,主要通过药物与受体的作用而使药效降低,主要有如下两种形式。

1.竞争性拮抗　同一受体的拮抗剂与激动剂合用将产生竞争性拮抗作用。如组胺与抗

组胺药竞争 H_1 受体;阿托品拮抗乙酰胆碱作用于 M 受体;β 受体阻断药阻断 β 受体激动的作用。又如甲苯磺丁脲降血糖作用,主为促进 β 细胞释放胰岛素,此种作用可被结构相似的噻嗪类利尿药所拮抗,因后者可抑制 β 细胞释放胰岛素。

2.非竞争性拮抗　两种药物与受体的不同部位相结合,任一种药物的存在,不排除另一药物的结合。但当拮抗药物存在时,作用药就失去作用。此种拮抗作用不被作用药物的剂量加大所逆转。

(四)改变作用点的环境

合用药物干扰体内水电解质、酸碱平衡时,可间接影响另一些药物的作用。如依他尼酸、呋塞米等常可引起低血钾,当与强心苷合用治疗心性水肿时缺钾,可增加心脏对强心苷的敏感性,易致强心苷类中毒;噻嗪类利尿药引起的低血钾,也能增强肌松剂的作用,严重者可致呼吸停止。

三、与中药相关的药物相互作用

中药在中国和其他亚洲国家广泛应用,具有毒性低、安全的特点,一般情况下不会产生严重的不良反应,但是与化学药品合用时可能会导致严重的不良反应。目前已有很多文献报道中药与化学药品合用的不良反应,相互作用的机制涉及药代动力学环节和药效学环节。文献报道的中药－化学药物相互作用,见表2-5。

表 2-5　近年文献报道的中药－化学药品相互作用

中药	化学药品	作用后果	可能原因
槟榔	氟哌噻吨、卡马特灵、氟奋乃静	可导致僵直、运动缓慢、运动不能等症状	槟榔含有槟榔碱,具有胆碱作用
	强的松、沙丁胺醇	可引起哮喘	槟榔碱可引起哮喘
辣椒	ACEI	咳嗽	辣椒可耗尽 P 物质
	茶碱	增加茶碱的生物利用度	
丹参	华法林	凝血时间延长	减少华法林的消除
当归	华法林	出血倾向	含有香豆素类物质
人参	地高辛	增加地高辛血药浓度,改变 ECG	
	华法林	降低 INR	
	苯乙肼	头痛	
	酒精	增加酒精消除	
大蒜	华法林	增加 INF,引起出血	
银杏	扑热息痛	硬膜下血肿	
	阿司匹林	前房出血	抑制 PAF
	麦角胺、咖啡因	硬膜下血肿	
	华法林	血肿	
苦瓜	氯磺丙脲	降低血糖	苦瓜有降糖作用

（续表）

中药	化学药品	作用后果	可能原因
甘草	强的松龙	降低清除、增加生物利用度	抑制 11-β 脱氢酶
	氢化可的松	引起皮肤血管收缩反应	代谢成甘草酸，具有抑制 5α、5β 还原酶和抑制 11β 脱氢酶的作用
	口服避孕药	高血压、水肿、低血钾	口服避孕药增加甘草酸的敏感性
小柴胡汤	强的松龙	降低 AUC	含甘草
罗望子	阿司匹林	增加生物利用度	
育亨宾	三环抗抑郁药	高血压	育亨宾具有升高血压的作用

四、药物相互作用的处理原则

药物相互作用机制十分复杂，不少药物的相互作用不限于一种机制，某些药物可发生多种相互作用。但临床上药物相互作用的不良反应，并非所有人都能发生，这是由于个体差异、机体状态及遗传因素等所致。药物之间产生相互干扰已成为临床医疗实践面临的一个实际问题，必须引起足够的重视。

为了使药物相互作用的发生率及不良后果降到最低限度，以下处理原则是重要的：①对每一位门诊和入院患者详细记录用药史，包括中药、非处方药、诊断用药；②掌握重要的药物相互作用的发生机制，有助于设计安全有效的多药治疗方案；③在保证疗效情况下，尽量减少合用药物数量，尽量选择药物相互作用可能性小的药物，如阿奇霉素不被 CYP 代谢，也不具有其他大环内酯类抗生素的酶抑制作用；④对使用治疗窗窄的药物应提高警惕，如口服抗凝药（华法林）、抗癌药（氟尿嘧啶）、免疫抑制药（环孢素）、抗心律失常药（奎尼丁）、强心苷（地高辛）、抗癫痫药（苯妥英钠）、口服降糖药（格列本脲）、氨基糖苷类（庆大霉素）、万古霉素、抗反转录病毒药（齐多夫定）、抗真菌药（两性霉素 B）、碳酸锂、氨茶碱等；⑤密切观察发生药物相互作用的高风险人群，如患各种慢性疾病的老年人、需长期应用药物维持治疗的患者、多脏器功能障碍者、接受多个医疗单位或多名医师治疗的患者；⑥多数药物相互作用通常只需对给药时间、剂量稍作调整即可解决，有时可进行血药浓度的监测，根据药代动力学原理调整给药方案。

第二节　药物作用的个体差异和时间节律

一、药物作用的个体差异

人类作为一个种属，不同个体具有相似的生物学特征，对药物的反应有着共同性。但是个体与个体之间又因具有不同的遗传背景和生理、病理学状态，对药物的反应又存在着差异性，因而，不同个体对药物剂量有不同的需求，相同药物和相同剂量在不同个体会产生不同的反应。

（一）个体差异的表现

1. 药代动力学方面的差异

（1）药代动力学个体差异的产生：药物作用的个体差异可以是药代动力学方面的，即相同剂量的药物在不同个体内由于吸收、分布、代谢和排泄等过程不同而在血浆内和作用部位产生不同的活性药物浓度。个体之间的这种差异可以很大,例如抗抑郁药去甲替林在口服 25 mg 一日 3 次后,在不同个体所产生的血浆去甲替林的浓度相差 30 余倍。图 2-1 表示在应用普萘洛尔每日 3 次,每次 10 mg、20 mg、40 mg、80 mg 后产生的血浆药物浓度,不同个体的普萘洛尔血浆药物浓度差异可大到 7 倍。而且,不同剂量产生的血浆药物浓度在一定范围内出现重叠,即某些个体用较小剂量可获得另一些个体较大剂量产生的血浆药物浓度。

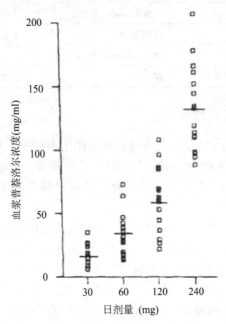

图 2-1　口服普萘洛尔后产生的血浆药物浓度

　　注:每日 3 次,每次 10 mg、20 mg、40 mg、80 mg 后产生的血浆药物浓度。不同个体的普萘洛尔血浆药物浓度差异可大到 7 倍。而且,不同剂量产生的血浆药物浓度在一定范围内出现重叠

　　在确定治疗方案时,必须考虑个体间和个体内的药代动力学差异,某些药物在不同个体的这种差异很大,甚至导致剂量成倍改变。药物代谢的个体差异大小在很大程度上取决于药物的药代动力学特征,特别是药物的消除途径。主要经肾脏以原形药排泄的药物,在肾功能正常的个体间,差异比以肝代谢而灭活的药物小。在体内主要经代谢消除的药物和有很高的首过效应的药物,生物利用度的个体差异大。生物转化较慢的药物,个体差异主要表现在清除率方面。经遗传药理学研究证实,基因型是药物代谢个体差异的最重要的决定因素。器官功能的生理性或病理性改变是许多药物产生个体差异的重要原因,例如地高辛和庆大霉素的体内清除速度决定于肾小球滤过率,而普萘洛尔和利多卡因的体内清除则取决于肝血流量。肝、肾疾病引起药物消除障碍而加大个体差异。在这些情况下,对药物进行血浆浓度监测有助于药物治疗个体化。由于老年和肝肾疾病也能影响诸如大脑等靶器官的反应性,在进行治疗药物浓度监测时,要注意这类患者的药物有效浓度范围可能改变。

　　(2)治疗药物浓度监测:为了使药物剂量个体化,治疗药物浓度监测有着很大的帮助。治疗药物浓度监测适合下列情况。

　　1)药物效应或毒性反应和血浆药物浓度相关。

　　2)个体间的药代动力学差异很大,但个体内的差异不大。

　　3)药物的治疗效应或毒性作用难以监测。如果药物的作用容易判断,例如降压药对血压

的作用,则可很容易地通过测定血压来调整剂量。相反,有些药物的作用不易定量,如锂对躁狂抑郁性精神病的效应可能延迟,且不能量化,治疗药物浓度监测就显得必要。和这相似的还有抗癌药。治疗药物浓度监测对有些心血管药物剂量的确定有重要帮助,如强心苷类药一开始的毒性就很严重,稍不注意剂量就可导致严重后果;抗心律失常药的毒性症状和疾病本身的症状相似,药物浓度有助于它们的区别。

4)产生治疗效应的药物浓度和引起毒性反应的浓度相近,特别是当治疗浓度范围和毒性浓度范围有重叠时,如氨茶碱。

2.药效动力学方面的差异

(1)药物效应动力学差异的产生:药物作用的个体差异可以表现在药效动力学方面,即相同的药物血浆浓度或作用部位浓度在不同个体产生不同的药物效应。即使注意到前述的药代动力学个体差异,将剂量调整到可以产生一个理想的血浆药物浓度,但不同个体对药物的反应仍然会有很大的差异。药效动力学性个体差异的产生是发生在药物和受体或靶组织发生反应以后的生物学效应过程,它与受体的质与量以及其后的各个反应环节有关。例如β受体激动剂和拮抗剂的反应与体内β受体的量和亲和力有关(图2-2)。

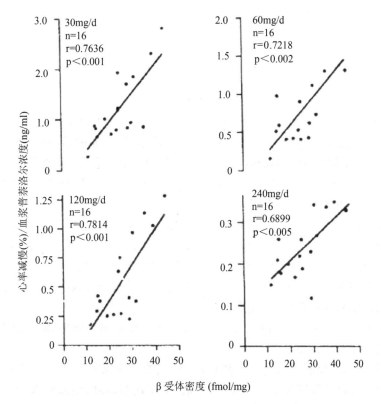

图2-2 不同剂量的普萘洛尔单位浓度引起的心率降低百分率和β受体的密度(毫微微克分子/毫克组织)密切相关

药效动力学个体差异可表现在药物在不同个体产生同一效应的剂量不一。例如抗凝血药华法林,产生引起相同的凝血酶原时间所需的每日剂量范围一般为2～11 mg,个体间相差5.5倍,少数情况下,有的个体还可低于2 mg或高于11 mg。药效动力学个体差异也可表现在同一剂量在不同个体产生反应的时间不同。例如,多库氯铵(doxacurium)为一维持时间较长的神经肌肉阻滞剂,静脉注射 0.04 mg/kg 后,维持时间一般可达 90～120 min。其神经肌肉阻断作用产生的时间因个体不同而差异很大。作用快的患者可在 30 min 内产生最大的阻滞作用,约 60 min 作用消失。有些患者则在用药后约 200 min 产生最大作用,到 320 min 作用才消失。

(2)量效关系在个体差异中的意义:药物－浓度关系通常用 S 型量效曲线来表示,然而临床实践中,当一个药物应用于患者时,量效关系非常复杂,没有一个简单的特定的血浆药物浓度和效应关系,量效关系可以是 S 型和线性,也可能是向上凸和向下凹线型,甚至可能是倒 U型。但是不管是何种形状的量效关系,都会有作用强度(potency)、斜率(slope)、最大效能(maximal efficacy)和个体变异(individual variation)这样五个基本要素(图 2-3)。

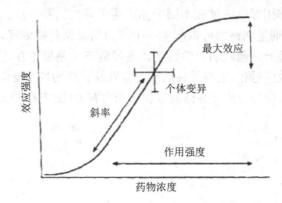

图 2-3　药物对数浓度和效应的关系

1)作用强度:如图 2-3 所示,量效曲线在表示浓度的横坐标上反映药物的作用强度。虽然药物的作用强度决定了药物的剂量,但在临床实践中,只要能够给以所需要的剂量而不产生显著的不良反应,药物的作用强度并不重要。因为作用强度只是药物剂量的反映,因此不能认为作用强的药物就是好的药物。只是在透皮制剂使用时,作用强的药物才显出它的优点,因为皮肤对药物的吸收能力有限。

2)最大效能:药物能够产生的最大效应称为最大效能,或称为临床效能。药物的最大效能决定于药物的特性、药物－效应器系统,量效曲线的顶端平台部分是最大效能的反映。但在临床上,药物剂量受到不良反应的限制,往往不能达到最大效能。一个药物可以产生的最大效能比它的作用强度在临床上重要得多,因为它反映了药物可以产生多大的治疗效果。最大效能和作用强度两者并不相关,而且是两个不同的概念,不应混淆。例如,噻嗪类利尿药的作用强度和呋塞米的作用强度相似或更强,但呋塞米产生的最大效能和由之引起的临床利尿效果比噻嗪类利尿药大得多。

3)斜率:量效曲线反映了药物的作用机制,曲线的形状反映药物和受体的结合特点。曲线的倾斜度表示可以产生临床效应的剂量范围。除了这些以外,量效曲线的斜率更多的还是它的理论意义,而无更多的实际意义。

4)个体变异:根据作用强度,效能和斜率差异而进行修正后的剂量,在不同个体仍可产生差别很大的药物反应。而且,同一个体在不同时期对同一浓度的反应也不总是相同的。量效曲线只是适用于一个体的某一个时期,或只是代表一人群的平均值,它的变化范围很大。

(二)人群中个体差异现象的特征

一个药物的推荐剂量通常是根据许多人的用药剂量的平均值提出来的。但是由于个体差异的存在,这一平均剂量常会因药而有很大不同的意义,例如图 2-4 所示。A、B、C 三种药虽然平均剂量相同,但它们的个体差异极为不同,从图形来看 A、B 两药剂量在人群中的分布属单态和正态分布,但显然 B 药平均剂量的个体差异较 A 药大,也就是说 B 药平均剂量的可信限范围大于 A 药。对 C 药来说,其剂量分布为双峰态,即在一个人群中显然被分成两个部分,从这一总人群中得出的平均剂量显然不能用于个体,而应从被分成两个不同群体中找出各自的平均剂量。

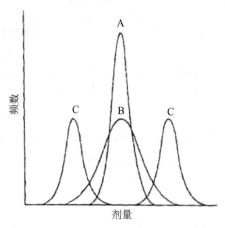

图 2-4 三个假设药在人群中剂量的频数分布图

A、B、C 三种药在整个人群中的平均剂量相同,但 A 药比 B 药的个体变异小,而 C 药则呈二态分布

多数药物用药剂量以及药代动力学参数的人群分布一般是单峰,只是常常向一侧偏移,而不成正态。如果转换成以对数剂量,则往往成为正态,即所谓对数-正态。

（三）个体差异产生的原因

个体差异产生的原因很多,概括起来主要是遗传因素和环境因素,又以遗传因素为最重要。其他如疾病、年龄、合并用药、吸烟和酒精等均是引起药物反应个体差异的原因(图 2-5)。

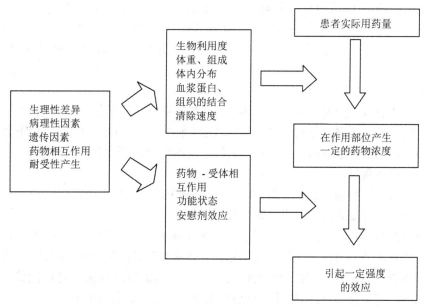

图 2-5 引起药物反应个体差异的因素

1.遗传 遗传是药物个体差异产生的重要原因。经过20多年来的广泛、深入研究，对由遗传引起的药物作用个体和群体(种族)差异已有较多的了解，尤其是通过分子生物学的方法对这种差异，特别是对由遗传决定的药物代谢的差异，了解增多。

2.疾病 疾病可以改变个体对药物剂量的需要，在肾功能损害、肝脏疾患、充血性心衰、甲状腺疾病以及胃肠道疾患等患者中，剂量常需作较大的修正(表2-6)。

表2-6 疾病对药物代谢和效应影响

疾病	药物	影响	临床用药注意
肝硬化	茶碱	减慢血药浓度降低的速度	清除率降低；减量避免毒性
急性病毒性肝炎	华法林	抗凝作用过强	减少剂量避免出血
充血性心力衰竭	利多卡因	常用剂量后血浆药物浓度升高	消除率和分布容积降低；减量避免毒性作用
尿毒症	庆大霉素	常用剂量时毒性增强	肾清除率减低；减量避免毒性
尿毒症	硫喷妥钠	延长麻醉时间	减量，避免麻醉时间过长
腹腔疾病	夫西地酸	常规口服剂量导致血浆药物浓度升高	生物利用度升高和清除率降低
节段性回肠炎	普萘洛尔	常规口服剂量导致血浆药物浓度升高	血浆蛋白结合增加
支气管哮喘	甲苯磺丁脲	血浆药物浓度下降较快	尚无确定的临床意义
肺气肿	吗啡	对呼吸抑制的敏感性增高	减量避免呼吸道并发症
纤维囊肿	双氯西林	降低血浆曲线下面积	肾清除率增加
肺炎	茶碱	血浆药物浓度升高	代谢清除率降低；减量避免毒性
甲状腺疾病	地高辛	甲亢时反应降低；甲低时反应增高	根据甲状腺功能调整剂量
发热	奎宁	血浆药物浓度升高，代谢降低	代谢途径受损，严重高热时可能需要减少剂量

影响肝脏结构和功能的急性和慢性疾病明显影响某些药物的代谢。这些疾病包括脂肪沉积、酒精性肝炎、急性和非活动性酒精性肝硬化、慢性活动性肝炎、胆汁性肝硬化、急性病毒性或药物性肝炎。随着严重程度的不同，这些疾病都程度不等地影响肝药物代谢酶，特别是肝微粒体氧化酶的活性，从而显著影响药物的消除。例如，在肝硬化或急性病毒性肝炎的患者中，氯氮䓬和地西泮的半衰期和作用时间显著延长，如果给以正常剂量，这些药物可能在肝脏疾病患者中引起昏迷。肝癌引起药物代谢障碍，例如面对恶性肝脏肿瘤时，氨基比林代谢和清除率降低。从肝细胞癌患者获得的肝脏活体组织研究发现，其药物氧化代谢功能降低，细胞色素P450含量减少。

心脏疾病通过减少肝血流量而损害那些代谢依赖肝血流量的药物的代谢，这些药物有阿普洛尔、阿米替林、氯美噻唑、地昔帕明、丙咪嗪、异烟肼、拉贝洛尔、利多卡因、哌替啶、吗啡、喷他佐辛、右丙氧芬、普萘洛尔以及维拉帕米等。这些药物在肝内代谢极快，以致它们的肝清除率几乎等于肝血流量。

肺部疾病也可以影响药物的代谢，在慢性肺呼吸功能不全时，普鲁卡因胺和普鲁卡因的水解减弱。肺癌患者安替匹林的半衰期延长。

内分泌疾病对药物代谢的影响也是引起药物个体差异的一个原因。甲低患者的安替匹林、地高辛、甲巯咪唑和普拉洛尔的半衰期延长。而甲亢时，这些药物的半衰期则缩短。

肾功能受损时，许多药物的排泄减慢，肾清除率减损的程度取决于肾功能状态。肌酐清除率是肾功能的定量指标，可以据此调整那些主要经肾清除的药物的剂量。

3.年龄 药物的常用剂量通常是通过以青年或中年人为对象的临床试验确定的，小儿和老年人由于对药物的处置(药代动力学)和对药物的反应(药物效应动力学)不同,在使用药物时,对剂量要作较大的调整,才能达到理想效果。

(1)儿童:大多数药物从开发到投入临床应用,都不是以儿童为对象进行评价的,因此,在儿童患者中应用这些药物时,要特别注意对药物的药代动力学、药效动力学和制剂等各个方面进行综合评估。由于不同药物具有不同的药代动力学、药效动力学和制剂特点,不可能有一个可靠的、通用的原则或公式依据成人剂量计算适合儿童的安全、有效剂量。如果药物研制单位没有提供儿童剂量,仅仅根据它们提供的成人剂量,在儿童或婴儿中根据体重或体表面积减少剂量给药是十分危险的。一般来说,新生儿,特别是早产儿,药物的肝、肾清除机制不成熟,如果不注意这一特点,就可能导致过去已经发生的严重事故。例如氯霉素因葡萄糖醛酸结合代谢功能障碍,造成体内药物蓄积而引起灰婴综合征。孕妇需谨慎使用磺胺类药,由于磺胺在胎儿体内存留较久,磺胺药与胆红素竞争血浆蛋白结合部位,使游离的胆红素浓度增高,同时,胎儿血脑屏障不安全,易引起核黄疸症。在新生儿和儿童中进行审慎的药代动力学研究,同时进行临床治疗药物浓度监测,是在小儿中进行安全、有效治疗所必需的。

药物的清除机制在小儿出生第一年内变异很大,而且,可能受药物代谢酶诱导剂的影响。大多数药物代谢酶的发育规律至今尚未确立。但总的来说,可以认为,在生理发育期间,如早产儿、新生儿、青春期,可能发生显著的药代动力学变异,而且,这种变异,无论是同一个体的不同时期,还是在不同个体之间都是很大的。在这个时期,根据儿童的生长和发育特点,仔细进行剂量调整,特别是在治疗药物浓度监测的帮助下进行的调整,是至关重要的。

儿童和成人在药效动力学方面的差异常常导致治疗上的失误或是引起严重的不良反应。例如抗组胺药和巴比妥类药在成人引起镇静作用,但在儿童,则常常相反,导致过多活动。药物,特别是长期用药对儿童生理和智力发育的影响特别受到重视。长期使用巴比妥类药对儿童的智力和行为发育有显著的影响;四环素可沉积于发育牙齿而引起永久性染色;儿童在长期使用皮质激素时,除了可以发生在成人中引起的所有不良反应外,还可以引起发育异常。儿童也并非对所有的不良反应都敏感,例如小儿对丙戊酸的肝脏毒性作用比成年人敏感,但对异烟肼的肝脏毒性作用则不如成年人敏感。

在儿童中应用的新、老药的制剂配方仍然是临床用药中的一个问题。新生儿过量使用含有苯甲醇防腐剂的药物可引起"气喘综合征"。注射用的药物通常浓度太高,以致在新生儿中应用时,常因稀释而不能获得十分精确的剂量。口服剂型则有口味的问题,而且着色剂和调味剂可以引起不良反应。尤其是儿童用的混悬剂、糖浆、可嚼片剂,由于配方不同,在同一个体的生物利用度也可能不同。

(2)老年:药代动力学和效应随年龄的逐步变化,使产生某一作用所需剂量的个体差异加大。药代动力学的改变是由于身体组成和清除药物的器官功能改变引起的。净体重、血浆蛋白、体液总量减少和体内脂肪组织比例的增高,使依赖于脂溶度和蛋白结合的药物分布发生变化。许多药物在老年人中的消除减少。老人的肾功可能降低到中年人的 50 %。肝血流量和某些药物代谢酶的功能在老年人中也是降低的,但这种降低的速度个体间变异很大。一般来说,细胞色素 P450 药物氧化酶的活性降低,但药物的结合代谢功能一般维持不变。药物在老年人中的半衰期通常由于表观分布容积加大(脂溶性药物)、肾清除和肝代谢能力降低而延长。

药效动力学的改变也是老年患者治疗中的一个重要问题。中枢神经抑制药无论浓度多少,在老年人中作用都会增强。自身平衡机制的丧失,导致对药物的不良反应敏感,例如,即使是在根据老年人的药代动力学特点而对剂量进行了正确的调整以后,精神药物仍然会引起低血压反应,抗凝药也会引起出血反应。

随着社会的发展和人类生活的改善,老年人在人群中的比例不断增加,这些人比年轻人有更多的疾病,消耗更大比例的药物。这些因素,加上前述的药代动力学和药效动力学方面的改变,这些患者用药常因为不良反应和药物相互作用而产生不良后果。一般来说,对于老年患者,只有在诊断确切而绝对必要时才能用药,而且,要用最小有效剂量。预先确定治疗目标。正确应用治疗药物浓度监测、经常查询患者用药史,有利于老年患者正确用药。

4. 性别 性别是影响人体药物动力学和药效学的重要生物学因素。性别引起的激素平衡,身体组成和某些酶活性的差异可改变药物的药代动力学和药效动力学,但总的来说,和其他因素相比,性别的影响较小。

(1)药物体内过程和反应的男女差别:部分心血管系统药物和神经系统药物的处置在男女之间有显著的差别。一般来说,女性对药物的清除能力比男性弱,例如氯氮的消除半衰期是男性的两倍,口服甾体避孕药时,其半衰期为男性的3倍。女性激素,包括雌激素和孕激素抑制药物的体内代谢是其药物消除减弱的重要原因。

口服同一剂量的普萘洛尔后,女性的血浆药物浓度明显高于男性,有多种原因产生这一现象。女性口服普萘洛尔后的生物利用度较男性高,而清除率和分布容积则均较男性低。男性体内普萘洛尔经侧链氧化代谢和与葡萄糖醛酸结合的反应率较女性高。男性血内睾酮可增强普萘洛尔侧链氧化酶的代谢活性。

在代谢和反应方面存在男女间差异的药物有很多,地西泮、去甲羟地西泮、去甲地西泮、甲苯比妥、曲唑酮(trazodone)、阿司匹林、对乙酰氨基酚、安替比林、氯贝丁酯、异山梨酯、氨茶碱、利多卡因、奥丹亚龙(ondansetron)、利福平、氨甲蝶呤以及乙醇等均已证实在男女间有不同的反应。

从已证实的性别间药物反应的差别来看,女性对绝大多数药物的消除能力明显低于男性,这种差异的原因除了雌激素抑制肝药酶和雄激素诱导肝药酶活性外,还可能与体重、肌肉脂肪相对比例不同有关。此外,肝脏、肾脏的重量不同导致男性肝、肾血流量和肾小球滤过率较女性高也是一个重要的生物学因素。

(2)月经周期对药物代谢和反应的影响:在月经周期的不同时期,某些药物在体内的处置可能不同,月经周期改变导致内分泌变化是主要的一个原因。安替比林、甲喹酮和茶碱等在排卵前后的半衰期较短。右旋木糖在黄体期的清除率显著增加,半衰期明显缩短,可能是因黄体期肾小球滤过率和药物的肾脏清除率明显增加所致。

(3)避孕药和药物的相互作用:口服避孕药可影响其他药物的代谢。口服避孕药中的雌激素成分抑制某些药物的肝代谢,特别是肝药酶对药物的氧化,导致药物在体内的清除率降低、半衰期延长、血浆药物浓度升高。安替比林、地西泮、咖啡因、茶碱、泼尼松、美托洛尔、丙咪嗪、氨基比林、氯氮、三唑仑和阿普唑仑等均受这类药物影响。口服避孕药也可促进某些药物在肝内的葡萄糖醛酸结合反应,加快这些药物在体内的清除。如对乙酰氨基酚和水杨酸等。某些肝药酶诱导剂与避孕药合用,可加速后者的代谢,可导致不规则性子宫出血,甚至避孕失败,目前已知的诱导剂有利福平、苯巴比妥,苯妥英钠和脱氧苯巴比妥等。与这些药物相反,有些药物,如西咪替丁可以抑制口服避孕药的代谢从而增加后者的不良反应。此外,口服避孕药可使酸性球蛋白血浓度下降,故主要与 α_1 酸性球蛋白结合的弱碱性药物的血浆蛋白结合率下降,不良反应可能因而增强。

(4)妊娠对药物作用的影响:女性在妊娠期内分泌改变,血浆容量和体重明显增加,血浆白蛋白浓度下降、胃肠药物吸收速率和肝脏的药物清除能力降低,致使妊娠妇女药物体内过程和机体对药物的反应性不同于非妊娠期。

5. 合并用药　药物合用时产生的相互作用是引起个体差异的一个因素。当同时使用两个或两个以上的药物时,应注意可能产生的相互作用。而且要知道如何利用有益于治疗的相互作用和如何避免有害的相互作用。药物相互作用可以是药代动力学的,也可以是药效动力学的。

(1)药效学相互作用:药效学相互作用是指药物合用后,不是通过改变药物在作用部位的浓度影响药物的作用,而是通过影响药物和作用部位(可以是受体,也可能不是受体)等环节而改变药物的作用。当具有相似药理作用的药物合用时,药理作用可以相加或者产生所谓的协同作用。合用的药物可以作用在同一受体,也可以作用在不同受体。如果两种作用相反的药物合用时,药理作用可以降低甚至消失。

1)在受体部位的相互作用:纳洛酮是吗啡拮抗药,可阻断吗啡与阿片 μ、κ、σ 受体的结合,因而纳洛酮可治疗吗啡急性中毒。

2)影响药物在它们的作用部位的转运:三环类抗抑郁药(如丙咪嗪)对去甲肾上腺素和 5-羟色胺的摄取有抑制作用。单胺氧化酶抑制剂(如苯丙氨)的作用可因三环类抗抑郁药的合用而增强。三环类抗抑郁药通过抑制单胺递质的膜泵,抑制胍乙啶的摄取,使胍乙啶不能进入突触前末梢发挥降压作用。

3)药物作用的协同:药物作用在同一部位或同一生理系统,合用时可以产生协同作用。例如乙醇和其他中枢抑制药,如巴比妥类、抗组胺药、阿片类镇痛药合用时,可以增强中枢抑制作用。阿托品和氯丙嗪、抗组胺药、三环类抗抑郁药合用时,可引起胆碱能神经功能过度低下,出现中毒性精神病、回肠无力症等。氨基苷类抗生素和硫酸镁合用时,可致呼吸麻痹;与依他尼酸合用时,可引起听力减退,甚至耳聋;而与筒箭毒碱合用则可引起肌松作用增强。洋地黄类和普萘洛尔、胍乙定合用,导致明显的心动过缓。

4)药物合用后引起电解质或体液改变:药物合用时可因改变体液或电解质平衡而引起组织对药物的反应发生变化。利尿剂因引起低钾血症,若与洋地黄类合用,可导致洋地黄毒性,若与利多卡因、奎尼丁、苯妥因等合用,可拮抗它们的抗心律失常作用;和筒箭毒碱合用,则可使肌松作用被延长。琥珀胆碱的去极化作用使钾释放,可使洋地黄类产生毒性。保泰松引起的水钠潴留,可拮抗利尿剂的利尿作用。

(2)药动学相互作用:药动学相互作用延指药物合用后,通过改变药物在作用部位的浓度使药物的作用增强或减弱。这种相互作用可以发生在药物体内处置的任何一个过程。

在吸收过程,药物可以通过理化作用引起相互作用,例如西咪替丁、雷尼替丁、抗酸药等可改变胃肠道内的酸碱度,从而影响其他药物的解离度而改变吸收过程。四环素与 Ca^{2+}、Fe^{2+} 形成络合物而使吸收减少。考来烯胺为离子交换树脂,对酸性化合物有很高的亲和力,因而可与华法林等抗凝药、氯噻嗪、保泰松、巴比妥类、甲状腺素、洋地黄毒苷等结合,影响吸收。胃肠道运动功能的改变可影响药物吸收速度和完全性(即绝对生物利用度)。应当注意的是吸收速度可能减慢,但因吸收是在整个胃肠道内进行,药物的吸收仍然可以完全。这种相互作用的重要性取决于药物作用产生的速度和药物的治疗指数。药物通过改变器官,特别是肝脏的血流量,改变药物与血浆蛋白的结合和组织的摄取和结合,以及到达作用部位的转运过程而产生相互作用。例如普萘洛尔降低心输出量,并因此而降低肝血流量,从而不仅降低它自身的肝清除率,同时也可降低利多卡因及其他一些首过效应高的药物的肝清除率。地高辛和骨骼肌有很高的亲和力,较大量地储存在这些部位,因此地高辛的表观分布容积很大,当与奎尼丁合用时,奎尼丁可从骨骼肌内置换地高辛,降低其分布容积,增高血浆浓度,作用增强或出现毒性反应。华法林可被三氯乙酸(水合氯醛的一种代谢产物)置换,其抗凝作用可能因此增强。胆红素可被某些磺胺类药置换而发生核黄疸症。由于血浆蛋白结合置换作用而发生的药代动力学相互作用,只有在下述情况时才会具有重要的临床意义:①被置换药物长期用药后,大剂量应用置换药物;②被置换药物的分布容积小;③药物引起的效应发生在药物重新分布消除被加快之前,即在给予可从血浆蛋白结合部位置换正在使用的药物后,效应迅速增强,这种增强通常是短期的。

肝微粒体药物代谢酶的诱导和抑制在临床用药中具有重要意义。众多药物,包括镇痛药、抗惊厥药、口服降糖药、镇静药、地西泮药等均可诱导肝微粒体药物代谢酶,提高这些氧化酶的活性,从而促进它们自身及其他药物的代谢。肝微粒体药物代谢酶的诱导可以引起:①药物肝内代谢速度加快;②药物代谢产物生成增多、加快;③肝对药物的清除率增加;④血浆药物半衰期缩短;⑤血清总的和游离的药物浓度降低;⑥如果代谢产物是无药理活性的,则药物的临床效应降低。

在人体内对药物代谢酶有显著诱导作用的因素有巴比妥类(如苯巴比妥)、吸烟、长期大量饮酒和利福平。某些药物也可抑制肝微粒体药物代谢酶的活性,引起:①肝代谢药物的速度降低;②药物总清除率降低;③代谢产物生成速度减慢;④血浆药物消除半衰期延长;⑤血浆内药物总浓度和与血浆蛋白结合的游离型药物浓度增高;⑥如果代谢产物无药理活性,药物的药理效应增强。有重要临床意义的肝微粒体药物代谢酶抑制剂有:急性饮酒、氯霉素(和某些其他抗生素)、西咪替丁、双硫醒和丙氧芬。

理论上药物任何排泄途径(如粪、胆汁、汗、泪和肺等)排泄率的改变均可引起相互作用,然而,在临床上最重要的还是肾脏排泄率的改变。肾脏排泄率的改变而引起的药物相互作用的方式如下。

1)因血浆蛋白结合药物的置换,药物经肾小球的滤过增加。

2)肾小管对经肾小球滤过到达尿内的药物的重吸收因下述原因减少:①利尿剂;②碱化药(如碳酸氢钠、乙酰唑胺)对弱酸性药物(如水杨酸类和巴比妥类药);③酸化药(如维生素C、氯化铵)对某些弱胺类(如安非它敏、美沙酮、奎尼丁、普鲁卡因胺)。

3)药物的肾小管分泌因为主动转运系统的竞争性抑制而减少,如丙磺舒抑制青霉素的肾小管主动分泌,因而它们的血浆消除半衰期延长。在肾小管部位发生的药物相互作用越来越多。西咪替丁和普鲁卡因胺合用时,西咪替丁可抑制普鲁卡因胺和N-乙酰卡尼(普鲁卡因胺的一种活性代谢产物)肾小管排泄,使普鲁卡因胺和N-乙酰卡尼的血浆浓度显著升高,半衰期延长。这种肾性药物相互作用不仅对经肾脏排泄的碱性药物很重要,对碱性药物的代谢产物以及需主动转运机制进入肾小管近曲小管而经肾脏排泄的内源性物质也同样重要。

6.食物和吸烟　食物、特别是脂肪,可减慢胃排空,从而使药物的吸收速度减慢。口服生物利用度一般不受食物影响,当然也有例外。食物是一些化学物质的复杂混合物,每种化学物质都可能和药物发生相互作用。四环素的生物利用度若与牛奶同服可被减低,部分原因是与钙形成非溶性复合物。胃排空减慢,可能增加吸收较差的药物的口服生物利用度,如灰黄霉素。食物也可能影响药物代谢,因为药物代谢酶的合成最终依赖于蛋白质的摄入。如果蛋白质摄入长期严重不足,特别是由于食物组成均衡失调,药物代谢可能受损。相反,高蛋白摄入可能引起酶诱导。

吸烟可降低某些药物如氯草地西泮和茶碱的临床效应和毒性作用,这些药物均由肝微粒体氧化酶大量代谢,吸烟对这一药物代谢酶有诱导作用,许多环境污染物在城市的浓度比农村高,它们也可刺激肝代谢酶的合成。

7. 时间 时间影响药物反应,许多内源性物质,如激素在血浆和组织内的浓度,随时间产生周期性改变。不同物质的浓度改变程度不一,周期常以"每日"作为用药循环周期,即 24 h,但也有长于或短于 24 h 的,例如某些内源性物质血浆和组织内浓度的变化周期随月经周期或季节而变化。因而药物的反应可能因每天的时间而变,或随月内的天数而变,甚至随季节而变,在癌的化学治疗中要特别注意这一点。许多化疗药物有很窄的安全范围,且常联合应用,根据每天的不同时间,对每一药物适时应用可改善安全范围。

药剂学配方和生产过程均影响药物的释放速度,并因此影响药物进入体内的速度,因而均是产生药物反应个体差异的原因。设计优良的配方可减少药物在体内释放速度的差异,良好的生产工艺和生产过程的严格管理可保证产生可靠的产品。药物给药途径不仅可影响药物的局部和体内浓度,同时也影响代谢产物的浓度,所有这些因素均可显著影响药物反应。

8. 安慰剂效应

(1)安慰剂的药理学特征:安慰剂效应也是药物反应个体差异产生的原因。药物治疗的净效应是药物的药理学效应和用药中非特异性安慰剂效应的总和。在临床实践中,任何有药理作用或无药理作用的药物均可产生安慰剂效应。

安慰剂效应来源于医生和患者之间的关系、治疗手段和医生对患者的心理影响,安慰剂效应在不同个体之间和同一个体的不同时期有很大的差异。安慰剂效应常随着情绪的改变、主观症状的变化、有自主和非自主神经控制的客观症状的变化而产生。安慰剂效应可以是有益于治疗目的的,也可以是与治疗目的相反的。如果是前者,安慰剂效应则是药物药理学作用的补充,甚至可以是治疗成功或失败的关键。

无药理学活性的安慰剂可以产生某些药理学特征如下。

1)一次给以安慰剂后,可以产生和有药理学活性的药物一次给药后相似的时效曲线,安慰剂效应随时间而变化,而且也有峰值效应。

2)安慰剂在重复给药后,可以产生累积作用。

3)安慰剂可以具有一定的量效关系,有时还可表现出剂量依赖性。

4)停用安慰剂后,其效应逐渐消除,且无规则。有时停药后效应可以持续数天或十余天。

5)安慰剂效应可以表现为不良反应。

(2)安慰剂引起的药物反应的变异:在一些患有主观症状明显或易受精神因素影响的病症的患者中,产生安慰剂效应而致症状减轻者可达 30 % 以上,减轻的病症包括疼痛、咳嗽、焦虑、紧张、感冒等。一些患器质性病变的患者,非药物因素的安慰剂效应也可有效达到治疗效果,如冠心病患者心绞痛的发作次数可因安慰剂效应而减少。近 30 % 的心衰患者的心输出量和运动耐力可因安慰剂效应而改善。这表明在这些对安慰剂敏感的患者和病症中,药物除了它本身药理学作用引起的作用外,安慰剂作用可能增强药物本身的作用。

安慰剂效应还可以引起药物不良反应方面的变异,大约 30 %左右的患者可因安慰剂效应而产生嗜睡、头晕、乏力、注意力分散、恶心以及口干,甚至腹痛、腹泻、白细胞升高等。

9.耐受性 患者对许多药物可以产生耐受性,特别是吗啡、各种中枢神经抑制药和有机硝酸盐类。如果一旦耐受性产生,则在药理学相关的药物中也可能产生交叉耐受性,特别是作用在同一受体的药物,因而剂量须增加以产生预期治疗效应。因药物并不是对一种药物的所有作用都产生相等的耐受性,其治疗指数会降低。但也有对药物的不良反应产生耐受性的,例如在应用苯巴比妥作为抗癫痫药时对其镇静作用的耐受性,此时,药物的治疗指数反会提高。

耐受性产生的机制目前还只是部分阐明。在动物试验中,耐受性的产生是因为肝微粒体酶被诱导而合成增加,这种因药物代谢改变而引起的耐受性,也就是药代动力学性耐受性在人体中的意义仍然是一个值得研究的领域。在人体中,阿片类、巴比妥类、乙醇、有机硝酸盐类等引起的耐受性是由于细胞的某种适应而产生的,亦即所谓药效动力学性耐受性,乃由多种机制引起。例如对组胺释放剂和通过促去甲肾上腺素释放而产生作用的拟交感胺的急性耐受性,除了有关介质的耗竭之外,还有其他机制也起了一定的作用。

二、遗传对药物代谢和反应的影响

遗传是药物在人体内的处置(disposition)与机体对之产生反应的决定因素,是产生药物代谢与反应个体差异的重要原因。不同种族因具有不同的遗传背景,对药物的反应有明显差异。了解遗传因素在药物代谢与机体反应个体差异和种族差异中的作用,对临床合理用药具有重要意义。

(一)遗传对药物代谢的影响

1.琥珀酰胆碱水解 胆碱酯酶包括丁酰胆碱酯酶(EC 3.1.1.8,简写为 BCHE,亦称血浆胆碱酯酶或假胆碱酯酶)和乙酰胆碱酯酶(EC 3.1.1.7,亦称真胆碱酯酶)两种。前者主要存在于人的血浆和血清内,其基因定名为 BCHE。后者则主要存在于红细胞膜。

丁酰胆碱酯酶能水解某些药物,包括琥珀酰胆碱、普鲁卡因、氯普鲁卡因、甲丙卡因、异丁卡因、丁卡因、阿司匹林、二苯丙酸胺乙酯、可卡因和海洛因,但有重要临床意义的是对肌肉松弛剂琥珀酰胆碱的作用。琥珀酰胆碱为一静脉注射用药,即注射后立即充分与丁酰胆碱酯酶接触,其体内过程直接取决于酯酶的活性。在正常情况下,一次注射后,作用维持数分钟。但若为非典型丁酰胆碱酯酶,则可延长到 1h。原因是非典型丁酰胆碱酯酶与琥珀酰胆碱的亲和力很低,两者不易结合,因此,这种变异型丁酰胆碱酯酶为非功能性酯酶。

因琥珀酰胆碱松弛呼吸肌和其他骨骼肌,在应用时须使用人工呼吸,直至药物作用消失。在部分家族性群体中,丁酰胆碱酯酶的活性比正常活性高 3~4 倍,故常用剂量作用很小。

丁酰胆碱酯酶变异是由遗传控制的,迄今发现的较重要的遗传变异体有非典型变异体、静止型变异体(活性为正常时的 2 %以下)、氟化物变异体、H 变异体、J 变异体、K 变异体,这些变异体的活性均显著低于正常。

2.异烟肼乙酰化多态性 自从 1954 年首先报告异烟肼引起慢乙酰化者神经损害后,关于乙酰化反应多态性的研究已近 40 年。如前所述,遗传性多态性是在一个群体中至少有两个表型(通常至少有两个基因型)表现孟德尔式单基因性状,这至少两个表型中的任何一种发生率不低于 1 ％，如果发生率低于 1 ％，则称为罕见性状。药物乙酰化代谢受肝内胞浆酶 N-乙酰基转移酶（N-acetyltransferase，NAT_2）控制，表达该酶的基因位于第 8 对染色体，若 NAT_2 基因的外显子密码发生不同形式的点突变（M_1、M_2、M_3 型），则导致肝内 NAT_2 含量不足，药物乙酰化速率减慢，相应个体表现为慢乙酰化表型，成为慢乙酰化者；由于基因剂量效应的结果，杂合子的表型可能为中间型。因此，药物乙酰化能力在人群中表现出遗传多态性，人群因而被分成慢、中、快代谢者，并表现为常染色体隐性单基因遗传特征，即慢乙酰化者为常染色体、纯合子、隐性性状；而快乙酰化则是杂合子或纯合子显性性状。某些非遗传因素可以增强或减弱乙酰化反应，例如饮酒、大量摄取葡萄糖、激素治疗、肾衰竭、肝脏疾病等，但这些环境因素只能改变 NTA_2 的活性，并不能改变 NTA_2 的结构，因而影响远没有遗传因素的影响显著。

由于乙酰化能力的显著差异，药物及其代谢产物血浆浓度在慢乙酰化者和快乙酰化者之间有显著差别，并因此产生不同的临床效应。异烟肼、咖啡因、氨苯砜、肼苯哒嗪、普鲁卡因胺、氨力农、苯乙肼、肼屈嗪、醋丁洛尔、硝基地西泮、氯硝地西泮、磺胺嘧啶、格鲁米特、磺胺甲基嘧啶、磺胺吡啶、麦司卡林（mescaline）、磺胺二甲基嘧啶、甲硫氧嘧啶以及柳氮磺胺吡啶等在人体内均经乙酰化代谢，它们在慢乙酰化者形成较高的血浆药物浓度，从而药理作用增强，或是产生毒性作用。应用肼屈嗪后，慢乙酰化者较多产生抗核抗体和系统性红斑狼疮样反应，其降压作用也明显增强。应用普鲁卡因胺后，慢乙酰化者易出现抗核抗体阳性，比快乙酰化者较早发生狼疮，而且发生率也较高。苯乙肼的恶心、嗜睡等不良反应在慢代谢者中较多见。柳氮磺胺吡啶的副作用如溶血等在慢代谢者中常见。以异烟肼治疗结核时，慢乙酰化者易发生外周神经病，可因异烟肼蓄积引起肝细胞混合功能氧化酶的抑制。在慢乙酰化患者中应用异烟肼和苯妥因时，苯妥因的毒性作用增加。在治疗效应方面，因快乙酰化患者异烟肼血浆浓度较低，痰菌消失慢，且易出现耐异烟肼菌株，乙酰化代谢多态性在结核病治疗中的影响很大程度上取决于治疗方案。如果给药方案是异烟肼每日一次，则无甚影响。但若每周一次给药，快乙酰化患者则较难治愈，而且复发率较高。异烟肼可引起肝炎，这与其代谢产物乙酰肼有关，这一不良反应的发生率与乙酰化能力相关。例如夏威夷的结核患者服用异烟肼后，肝炎发生率高达 30 ％。这一结果与 80 ％～90 ％的东方人（夏威夷人主要是东方人）为快乙酰化者有关。因为在快乙酰化者体内，服用异烟肼后产生大量的乙酰肼，乙酰肼再进一步生成活性代谢产物而引起肝坏死。

快、慢乙酰化者的发生率有很大的种族差异，白种人的快乙酰化者占 30 ％～50 ％，中国人为 70 ％～80 ％，加拿大因纽特人则可高达 95％以上。通过查明快、慢乙酰化表型的分布率，有助于对经乙酰化代谢的药物的治疗效应或毒性作用的控制。

乙酰化代谢表型与某些疾病的发生相关。有相当数量的系统性红斑狼疮和类风湿性关节炎为慢乙酰化者。乙酰化代谢是芳香胺类致癌物在人体内生物转化的重要途径，人类乙酰化基因在膀胱癌、乳腺癌和结肠癌等的发生与发展中起重要作用，乙酰化表型决定着人们对某些肿瘤的易感性。肿瘤的发展或抑制常可使乙酰化速率加速或减慢，对这类患者进行乙酰化表型和基因型鉴定可协助诊断和预测转归。例如快乙酰化者易患乳腺癌和结肠癌，慢乙酰化者易患膀胱癌，已发现在化学行业工作的工人中的慢乙酰化者有较大的职业性膀胱癌发生倾向。但若患膀胱癌的患者为快乙酰化型，则他们的存活率要显著低于慢乙酰化型患者。

3. 药物氧化

(1)异喹胍-司巴丁氧化代谢多态性:抗高血压药异喹胍曾在欧洲广泛应用。临床应用中发现个体差异很大,个体间日剂量范围在 20~400 mg 之间,相差达 20 倍。因其降压效应与血浆药物浓度呈正相关,而与尿中排泄的异喹胍量呈负相关,表明它的降压作用的个体差异源于个体间药物代谢速率的差异。异喹胍在人体内主要经肝内酯环羟化生成 4-羟异喹胍。人群对异喹胍的 4-羟化能力呈不连续的二态分布,因而人群分成强代谢者(extensive metabolizer,EM)和弱代谢者(Poor metabolizer,PM)两个表型。家族分析证实,PM 表现为常染色体隐性遗传,由一个单基因位点上的两个等位基因控制,其基因型是隐性等位基因的纯合子(pp),EM 个体是显性等位基因的纯合子(EE)或杂合子(Ep)。个体间的羟化能力依赖基因剂量效应。氧化异喹胍的特异性酶为 P4502D6,其活性在人群中表现出来的遗传性多态分布是基因控制的结果。控制 P4502D6 的等位基因 CYP2D6 定位在人的第 22 对染色体长臂上的 2D 位点,由 CYP2D6、CYP2D7P 和 CYP2D8P 三个基因构成,其中仅 CYP2D6 基因能在肝脏中转录表达生成 P4502D6。表型为 PM 者的羟化能力低下或缺如是因其肝内缺乏 P4502D6,PM 者缺乏 P4502D6 的分子基础是 CYP2D6 基因位点上的等位基因发生四种形式的突变,即 2D6-A、2D6-B、2D6-C 和 2D6-D。这些突变基因使正常基因 2D6-wt 的活性消失,并因此决定其 PM 表型。2D6-A 和 2D6-B 等位突变基因提前终止翻译而导致酶蛋白的末端合成障碍;2D6-C 等位突变基因有 3 个碱基对缺失,致使合成的 P4502D6 酶蛋白结构缺失赖氨酸残基而活性低下;2D6D-D 等位突变基因是指 CYP2D6 基因完全缺失。基因组 DNA 经限制性内切酶 XbaⅠ(2D6-B 用 BstNⅠ)消化,等位基因特异性 PCR,RFLP 分析,Southern 杂交和 DNA 测序等发现,正常基因 CYP2D6-wt 由 29 kb 和 4 kb 两个片段组成(通常称 XbaⅠ 29kb),44kb 说明有一个外部基因插入,11.5 kb 说明整个 2D6-wt 活性基因缺失,16+9 kb 与 PM 表型等有关。2D6-A 是外显子 5 缺失一个核苷酸,2D6-B 有 7 个点突变,但均无片段长度改变。异喹胍 PM 的突变基因大多是 2D6-B(出现率为 75%)和 2D6-A(约为 6%),其基因型是 2D6-B/2D6-B 或 2D6-B/2D6-A;EM 的基因型是 2D6-wt 的纯合子或杂合子,2D6-wt 在 EM 的频率平均为 83 %。

PM 和 EM 表型是根据异喹胍的代谢比值区分的。代谢比值是指服用异喹胍后 8 h 内尿中异喹胍和 4-羟异喹胍两者的比值。大于 12.6 者为 PM,但不同人种确定 PM 的代谢比值可能不同、抗心律失常及催产药司巴丁的 4-羟化代谢也是由 P4502D6 催化的,它们的氧化缺失受同一基因控制。因此也可用以作为 P4502D6 多态性的一种测试药,尿内代谢比值(司巴丁/2-羟司巴丁+5-羟司巴丁)大于 20 者被认为是 PM。基因型分析不需服用药物,结果不受药物相互作用或疾病的影响,且能鉴定单个突变基因的杂合子携带者。

现已查明,经由 P4502D6 代谢的药物有 β 受体阻滞剂阿普洛尔、丁呋洛尔、美托洛尔、普萘洛尔、噻吗洛尔,β、α 受体阻滞剂卡维地洛,抗心律失常药奎尼丁、恩卡尼、司巴丁、氟卡尼、普罗帕酮,降压药异喹胍、胍生以及吲哚拉明,抗心绞痛药哌克昔林,三环类抗抑郁药阿米替林、丙咪嗪、氯丙咪嗪以及地昔帕明,抗精神病药奋乃静和镇咳药可待因、甲氧苯丙胺、右美沙芬,以及降血糖药苯乙双胍等。因此,弱代谢者代谢这些药物的能力也受到损害而致毒副作用增加。

P4502D6 的多态性与疾病的发生有一定关系。弱代谢者易发生红斑狼疮和帕金森氏病。强代谢者易发生肺癌、膀胱癌、肝癌和胃肠癌。环境中的许多前致癌物依赖于肝脏的氧化能力,如肺癌患者中 78.8 ％为 EM 纯合子,PM 因 CYP2D6 等位基因突变似能防止肺癌发生,国人 EM 高达 99 ％,为肺癌发病的高危人群。

异喹胍弱代谢表型的发生率在具有不同遗传背景的人群中显著不同。中国汉人为 0 ％~1 ％,中国各少数民族中藏族为 1.52 ％、维吾尔族为 0.63 ％、蒙古族为 0.81 ％、侗族为 0.8 ％、苗族为 0％。白种人的发生率显著高于中国人,达 5 ％~10 ％。因此,由遗传决定的某些药物氧化代谢多态性的不同分布,可能成为不同种族患者对这些药物所需剂量不同的重要原因。

(2)美芬妥因代谢多态性:美芬妥因为乙内酰脲类抗癫痫药,因长期用药毒副作用较多而少用。美芬妥因结构中的乙内酰脲环上的 5 位碳具有不对称性,因而其分子结构具有旋光异构特点,临床所用制剂是由 R-和 S-两种对映体组成的外消旋混合物(S：R＝1：1)。在人体内,美芬妥因的代谢具有立体选择性,美芬妥因绝大部分在肝内特异性氧化酶 P4502C19 氧化成 $4'$-羟化代谢物,生成 $4'$-羟美芬妥因,再经葡萄糖醛酸结合后,迅速从尿内排出。S-美芬妥因之 $4'$-羟基氧化代谢呈遗传多态性,在部分人中,S-美芬妥因的 $4'$-羟基氧化缺如,因此在人群中S-美芬妥因代谢参数的频数呈二态分布。S-美芬妥因的 $4'$-羟基氧化缺如者被称为弱代谢者(Poor metabolizer,PM),而 S-美芬妥因代谢正常者被称为强代谢者(Extensive metabolizer,EM)。

S-美芬妥因氧化代谢缺陷具有明显家族性,为常染色体隐性遗传,受位于第 10 条染色体长臂的 q24.1-q24.3 片段上的一对等位基因控制。迄今已发现两种主要突变基因,即 CYP2C19M$_1$ 和 CYP2C19M$_2$,它们可引起 P4502C19 的功能缺失而导致 S-美芬妥因氧化障碍。CYPSC19M$_1$ 是 CYP2C19 等位基因的第 5 个外显子中相当于 cDNA 第 681 个碱基对发生了单碱基对突变(681G→A),这种异常突变的 cDNA 的第 5 个外显子的 $5'$端较正常的缺失了 40 bp,因核苷酸序列改变,导致 mRNA 前体拼接异常,终止密码过早出现而表达为无功能的酶蛋白。CYP2C19M$_2$ 是 CYP2C19 的第 4 个外显子中相当于 cDNA 第 636 个碱基对发生了单基因突变(636G→A),导致编码 S-美芬妥因羟化酶的第 212 位色氨酸的密码子成为终止密码子,同样生成无活性的酶蛋白。西方白种人和日本人中 75 ％~85 ％的弱代谢者的分子遗传缺陷是 CYP2C19M$_2$,20 ％的日本弱代谢者具有 CYP2C19M$_2$,但在西方白种人中 CYP2C19M$_2$ 罕见。中国人的 S-美芬妥因弱代谢者也存在上述两种突变基因,其中 79 ％的弱代谢者的基因型是 M$_1$/M$_2$ 纯合子,另 21 ％的弱代谢者是 M$_1$/M$_2$ 杂合子。此外,还发现有两种 CYP2C19M$_3$ 和 CYP2C19M$_4$ 两种突变基因。

除了 S-美芬妥因外,环己烯巴比妥、奥美拉唑、氯胍、地西泮、去甲地西泮、甲苯比妥、阿米替林、丙咪嗪、氯丙咪嗪、氰酞氟苯胺(citalopram)和吗氯贝胺等药的氧化也经 P4502C19 控制。这些药物具有交叉代谢缺陷,在弱代谢者中,这些药物的代谢受到抑制,因而弱代谢患者在使用这些药物时要特别注意。

S-美芬妥因弱代谢表型分布在具有不同遗传背景的人群中显著不同,因而表现了很大的种族差异性。PM 在北美和欧洲白种人中的发生率为 3 ％,印度人为 20.8 ％,中国人为 14.3 ％,日本人为 22.5 ％,韩国人为 12.6 ％。从地理分布来看,S-美芬妥因的 PM 发生率由西向东明显增高,该趋势与异喹胍 PM 发生率的地域方向性恰好相反。

(3)环境因素对氧化代谢的影响:尽管遗传因素在药物氧化代谢多态性的形成中具有重要的决定作用,非遗传因素也有重要影响。肝脏功能障碍,药物代谢酶诱导剂,生活环境和地区等因素均可改变 P4502D6 和 P4502C19 的活性,但它们的影响不能改变遗传控制的表型特征。

氧化代谢酶的活性可以被很多化学物质诱导,已发现一些药物对 P450 氧化酶的活性具有诱导作用,这些药物包括糖皮质激素、抗糖皮质激素(16α-氰基孕烯醇酮)、抗盐皮质激素(安体舒通)、抗癫痫药(苯巴比妥、苯妥因)、有机氯杀虫剂(氯丹、异九氯)、三乙酰竹桃霉素、红霉素、利福平克霉唑以及酮康唑等。P450 氧化酶活性的诱导有重要的临床意义。苯巴比妥对 P450 氧化酶的诱导可加快安替比林、苯妥因、口服避孕药和华法林的代谢。在大多数情况下,药酶诱导作用引起的药物相互作用可能没有重要的临床意义,但若药物的治疗指数很低时,药物氧化酶的被诱导可能导致严重的甚至是致命的结果。例如当抗凝剂华法林与苯巴比妥合用时,会因后者对 P450 的诱导而代谢加快而使血浆药物浓度降低,故在应用苯巴比妥数周乃至数日后必须加大华法林的剂量才能维持抗凝效应。若停用苯巴比妥,华法林会因P450 的活性恢复正常而不能有效代谢导致致命性出血。利福平因诱导 P450 氧化酶而使口服避孕药中的雌激素和黄体酮成分代谢加快而使一些女性患者避孕失败。当患者同时应用苯妥因和免疫抑制剂环孢霉素时,后者的剂量须加大才能维持有效血浆药物浓度。环孢霉素由 P4502A 氧化,苯妥因、苯巴比妥、地塞米松、利福平等均能诱导这一酶系的活性,因此其中任何一种药物与环孢霉素合用时均可促进它的代谢速率。

某些 P450 诱导剂本身就是这一氧化酶的底物,它们在诱导酶活性的同时,也促进了它自身的代谢和清除率,导致具药物作用时间缩短和效应减弱,长期应用巴比妥类药而产生的耐药性的部分原因就是基于代谢酶的自身诱导。

药物代谢酶的诱导在大多数情况下是因为特异性 P450 基因的转录作用增加。P450 诱导的规律:①大多数诱导剂诱导不止一种特异性 P450 酶;②大多数诱导剂除了诱导 P450 外,还能诱导某些非 P450 酶蛋白,例如第二相代谢酶;③大多数诱导剂促进它本身的代谢;④大多数诱导剂能诱导多种药物的代谢;⑤大多数诱导剂能诱导多种种属生物的代谢酶;⑥大多数诱导剂在一种生物体内能诱导多个组织内的酶活性;⑦大多数诱导剂能增加被诱导酶的特异性基因密码的转录速度。

(4)乙醇脱氢酶多态性:乙醇在体内首先主要由乙醇脱氢酶(alcohol dehydrogenase,ADH)氧化成乙醛,继而再主要由乙醛脱氢酶(aidehyde dehydrogenase,ALDH)将乙醛氧化成乙酸。乙醇引起的面红、心率加快、皮肤温度升高等症状是有乙醛促进肾上腺素和去甲肾上腺素分泌所致。

在人体胎儿,ADH 无活性,直至 5 岁左右,逐步达到成人活性水平。ADH 为二聚体,由两个分子量各为 4KD 的亚单位组成。至少有 5 种不同的常染色体基因位点(ADH,至ADH$_2$)编码人体乙醇脱氢酶。ADH$_2$ 是氧化乙醇的主要 ADH,具正常和非典型两种,非典型 ADH 的亚单位为 β_2,而不是正常时的 β_1。这种变异的非典型 ADH 的酶活性较正常型高,在人群中呈多态性,而且,其分布率有种族差异。华人和日本人中具非典型等位基因者达90 %,而白种人中不到 5 %。早先曾认为这是东方人易发生酒精中毒或酒后面红的原因,但目前认为,乙醛脱氢酶的异常才是更重要的原因。

乙醛可与体内一些蛋白质、磷脂、核酸等呈共价键结合。乙醛在肝脏和其他器官内的氧化由 ALDH 催化。ALDH 至少有 4 种同工酶,由不同的基因位点编码。ALDH1 和 ALDH2为人体肝脏内的两种主要的同工酶,它们的基因分别位于第 9 对和第 12 对染色体。ALDH2

表现遗传性多态性,大约 50 ％日本人的肝内缺乏 ALDH2,我国 45 ％的汉人、30 ％的蒙古族人和 25 ％的壮族人缺乏 ALDH2,但在白种人和黑人中,未发现有这种酶出现异常者。由于 ALDH 是氧化乙醛的酶,因此它的缺乏,导致了乙醛浓度增高而引起不良反应或酒精中毒。包括华人、日本人、朝鲜人在内的东方人对酒精的不良反应敏感,易出现面红、心动过速。这是因为血浆内乙醛浓度增高所致。

东方人中 ALDH2 失活的原因是点突变后使位于 C 端 14 位(从氨基末端数起为 487 位)的谷氨酸被赖氨酸取代,从而形成功能缺失的酶。

(二)遗传决定的药物反应异常

1.葡萄糖-6-磷酸脱氧酶缺陷　葡萄糖-6-磷酸脱氢酶(G-6-PD)为一性联酶,表现多态性,迄今发现 130 多种不同的变异体。G-6-PD 缺陷是人类的一种最常见的遗传性酶异常,如果将男、女两性的基因携带者计算在内,有三亿人受到影响。

G-6-PD 缺陷可引起药物性溶血。G-6-PD 缺陷引起红细胞崩解的原因是细胞不能维持还原型谷胱甘肽(GSH)的正常浓度。红细胞内葡萄糖经磷酸戊糖通路代谢过程需 G-6-PD 参与,在 G-6-PD 作用下,6-磷酸葡萄糖转化为 6-磷酸葡萄糖酸。与此同时,三磷酸吡啶核管酸(TPN)被还原为辅酶Ⅱ(NADPH),NADPH 为谷胱甘肽还原酶的辅酶。在氧化型谷胱甘肽(GSSG)被还原为还原型谷胱甘肽(GSH)的过程中,NADPH 又转化成 TPN。GSH 可维持蛋白质分子中的巯基(SH)处于还原状态,从而维持红细胞膜的完整性和红细胞的正常代谢。G-6-PD 缺乏使 NADPH 生成减少,GSH 随之减少,且稳定性下降。在抗氧化剂药物等的作用下,G-6-PD 的缺陷不会引起细胞膜的破坏。但若服用氧化剂药物或食用鲜蚕豆(含蚕豆素)等时,氧化性药物在红细胞内生成 H_2O_2,H_2O_2 使还原型谷胱甘肽氧化,GSH 进一步减少,二硫化的谷胱甘肽可吸附于血红蛋白。二硫化物-谷胱甘肽-血红蛋白复合物不稳定,使血红蛋白氧化变性,这些改变促红细胞膜受损而导致溶血。G-6-PD 缺乏者应避免使用可能引起 G4-PD 缺陷者发生溶血的药物,也要避免食用新鲜蚕豆和接触其花粉。

可能引起 G-6-PD 缺陷者发生溶血的药物有氨基喹啉类药(伯氨喹、氯喹、帕马喹、戊氨喹)、砜类药(氨苯砜、亚磺氨苯砜、噻唑砜)、磺胺类药(氨苯磺胺、磺胺醋酰、磺胺异噁唑、柳氮磺吡啶、磺胺甲氧嘧啶)、硝基呋喃类药(呋喃妥因、呋喃唑酮、呋喃西林)、镇痛药(阿司匹林、非那西丁、乙酰苯胺)以及维生素 K(水溶性同类物)、萘、丙磺舒、二疏丙醇、亚甲蓝、乙酰苯肼、苯肼、氨甲苯酸、萘啶酸、新砷凡那明、奎宁、奎尼丁、氯霉素等药。

2.谷胱甘肽合成酶缺陷　谷胱甘肽合成酶缺陷为一罕见的常染色体隐性遗传。表现为溶血性贫血,酸中毒,多形核白细胞功能异常。由于谷胱甘肽合成酶的缺陷,细胞内谷胱甘肽量降低,红细胞内谷胱甘肽不足,使患者在应用氧化性药物后,易发生和 G-6-PD 缺陷相似的药物诱导性溶血性贫血。有核细胞内谷胱甘肽不足,特别是肝脏细胞内谷胱甘肽不足时,使依靠谷胱甘肽结合反应而解毒的某些药物的活性亲水性代谢产物不能继续代谢而致肝脏损害。近来可用具有谷胱甘肽合成酶缺陷患者的淋巴细胞来预测对这些药物代谢产物的敏感性,谷胱甘肽合成酶缺陷患者的淋巴细胞在接触某些药物如对乙酰氨基酚、呋喃妥因等后易破损。从这类患者体内取出的淋巴细胞可用作体外试验确定这类患者对药物毒性的可能性,还可用来发现新的药物,它们的毒性代谢产物是通过谷胱甘肽结合反应而被解毒的。

3.药物诱导性肝损害敏感性增高　当怀疑患者对某一药物出现特异质反应,如肝细胞毒性反应时,则应回答一系列问题:症状的确是药物引起的吗? 如果是,那么毒性反应的病理生理基础是什么？为什么在数以千计的应用这一药物的患者中只有这一患者发生这种毒性反应？这种特殊敏感性是遗传决定的吗？

为了在人体实验证明药物的毒性反应，首先必须具有可以测试的生物化学假说，然后建立一个方法在不使患者继续接触可疑药物的前提下来测试这一药物的超敏感性的个体差异。

例如，苯妥英在极少数患者中发生一些包括发热、皮疹、淋巴结肿大、肝脏毒性等反应，这些反应可能是这一芳香族化合物的芳烃氧化代谢产物引起的。从这类患者提出的淋巴细胞对苯妥英的芳烃氧化代谢产物的毒性增加。同时从这类患者的亲戚体内提出的淋巴细胞对这种代谢产物也出现异常的剂量反应曲线，并表现出常染色体隐性遗传方式。这些资料提示对苯妥英肝脏毒性的特殊敏感性是遗传决定的对某些类型的反应性代谢产物的去毒性反应的缺陷所致。这种体外实验可以用来诊断特异质性反应及其与遗传的关系。

4.恶性高热　恶性高热为全身麻醉的一种罕见的且常可致命的反应。其反应基础为遗传性。表现为琥珀酰胆碱的肌松作用失效，不明原因的心动过速，体温升高，并迅速上升到极点。有的患者可有部分或大部分肌肉紧张。发作时各种肌酶和蛋白释放入血浆，明显缺氧，代谢性和呼吸性酸中毒。血钾升高。早期死于心力衰竭，晚期死于肌红蛋白血症引起的肾衰竭。

恶性高热发生的原因是氯仿或其他全身麻醉药如乙醚、氧化亚氮、氟烷、环丙烷等对骨骼肌的异常作用。氯仿等全身麻醉药可抑制肌浆网对钙离子的再摄取，因而肌浆网内钙离子浓度升高，较高浓度的钙离子通过肌动蛋白、内质网、线粒体而使 ATP 酶活性增高，引起肌肉收缩和代谢过旺，从而产生高热。

及时确诊恶性高热、迅即停止手术和麻醉，冷冻处理、纠正酸中毒为治疗措施。静脉输注肌松药丹曲林(Dantrolene)可终止发作，挽救生命。

5.次黄嘌呤-鸟嘌呤转磷酸核糖基转移酶（HGPRT）缺陷　别嘌呤醇为次黄嘌呤的类似物，用以治疗痛风。它通过两个生物化学机制改善疾病：一是抑制次黄嘌呤和黄嘌呤转化为尿酸；二是抑制嘌呤的生物合成。某些患者由于遗传性次黄嘌呤-鸟嘌呤转磷酸核糖基转移酶（HGPRT）缺陷而不能产生第二个作用，即不能抑制嘌呤的合成。

6.香豆素类抗凝药受体结合减少　香豆素类抗凝药华法林、双香豆素、醋硝香豆素等为维生素 K 拮抗剂。凝血因子Ⅱ、Ⅶ、Ⅸ、Ⅹ 的前体在其氨基末端谷氨酸残基 γ-羧化生成活性因子的过程中需要维生素 K 参与，维生素 K 在促进这些因子活化的过程中被氧化成维生素 K 环氧化物，须经维生素 K 环氧化物还原酶还原，维生素 K 才能再被利用。香豆素类抗凝药的抗凝血作用是通过竞争性地抑制维生素 K 环氧化物还原酶从而拮抗维生素 K 的作用而产生的。某些家族性群体的维生素 K 环氧化物还原酶受体发生变异，对香豆素类抗凝药的亲和力降低，因而对华法林等香豆素类抗凝药耐受，他们需较正常人大 20 倍的剂量方能产生治疗效应。这种缺陷属多基因遗传。突变基因携带者对维生素 K 的需要量亦大于正常人。

7.标记基因和药物反应　基因和药物相互作用的一个典型例子是妇女血型对口服避孕药不良反应的影响。大人群的统计学研究证实，使用口服避孕药的血型为 A、B 或 AB 的妇女，血栓发生率为 O 型血的妇女的三倍以上。虽然不能因此就断定口服避孕药和血栓形成有直接的关系，但这一事实说明遗传因素对药物的反应具有意外的但可以定量的影响。如果已知各种各样的这类危险因素，不论是遗传性、病理性，或是环境性，就可能估计药物在特定患者中的特异性反应，使临床用药能更加合理。

（三）遗传性反应变异的药物

1.三环类抗抑郁药和神经地西泮剂 三环类抗抑郁药和神经地西泮剂在人体内处置的明显个体差异取决于代谢这些药物的肝药酶活性。阿米替林、丙咪嗪、氯丙咪嗪等叔胺类药物均在体内去甲基生成其活性代谢产物（去甲替林、上甲丙咪嗪），后者进一步羟化代谢。研究证实，三环类抗抑郁药的临床效应呈血药浓度依赖性，大多数药物均已确定其治疗窗（有效治疗药物浓度范围），并发现血药浓度过高时易产生药物不良反应。因此，事先准确查明用药者药物代谢的遗传影响对指导本类药物合理有效用药具有重要意义。现已知遗传因素对本类药物体内处置的影响主要表现在地昔帕明与去甲替林的羟化代谢和阿米替林的去甲基代谢受异喹胍氧化代谢的遗传多态性影响，一些神经地西泮剂如奋乃静、甲硫哒嗪、氟哌啶醇等，其体内代谢也受 CYP2D6 酶活性影响。因此，在使用本类药物时，应对用药者进行异喹胍氧化表型的鉴定，并根据其表型决定个体用药剂量，如弱代谢者在用阿米替林时因不能有效代谢生成其活性产物而最好改用地昔帕明或去甲替林，并应相应减少其用药剂量，否则药物无明显治疗作用或容易产生毒副反应。

地西泮的去甲基代谢经山 CYP2C19 酶催化代谢，也表现为药物代谢的遗传多态性。另有研究表明，与西方白种人比较，地西泮在中国人体内的血浆半衰期较长，中国人与 S-美芬妥因羟化代谢者的代谢能力仅相当于西方白种人 S-美芬妥英的弱代谢者。因此，地西泮的体内代谢具有明显个体间或种族间差异，而且与遗传背景有关，用药时值得注意。

2.β-受体阻滞剂 大多数 β-受体阻滞剂，包括美托洛尔、丁呋洛尔、噻吗洛尔、普萘洛尔等具有很高的亲脂性，在体内几乎完全经代谢而被消除，虽然它们的代谢途径不一，但有相同的代谢特征，即大多均经第一步氮位脱烷基而使侧链氧化、芳香基或脂氧化以及仲醇葡萄糖醛酸化而被代谢。许多 β-受体阻滞剂在不同个体的首过效应有很大的差别，从而导致血浆药物浓度和药理学效应上的明显个体差异，这些差异是由于不同的细胞色素 P450 酶系活性所引起的。

β-受体阻滞剂氧化代谢由若干基因控制，这些基因对氧化代谢的控制受环境、生理和病理因素影响、一些 β 阻滞剂的由细胞色素 P450 催化的氧化代谢属单基因控制，在人群中表现遗传性多态性，其血浆药物浓度和 β 阻断作用个体差异与药物代谢的遗传多态性相关。如美多托尔、丁呋洛尔和噻吗洛尔等的体内过程和药物效应与异喹胍羟化酶（CYP2D6）活性相关，弱代谢者因不能有效氧化代谢药物而导致血药浓度增高，半衰期延长和药物作用增强且延长。因此，药物代谢的遗传表型可用来解释美托洛尔和噻吗洛尔在某些个体所产生的药物不良反应和临床效应差别。相比之下，普萘洛尔的体内代谢（4-羟化）和药物效应并不与个体异喹胍药物氧化能力关联。主要经由肾脏排泄的阿替洛尔因在肝中不代谢而与异喹胍氧化表型不相关。

应用 β-受体阻滞剂控制心绞痛和室性心力律失常时，药物作用应维持 24 h，因此常一日服 3～4 次美托洛尔。但由于不同表型患者具有显著不同的 β 阻滞作用，对弱代谢患者，可能一日仅须给药一次，而且不必授以缓释制剂。虽然 β-受体阻滞剂的抗高血压病效应和它们的血浆药物浓度无显著的直接关系，但由于强代谢患者在用药后 24 h 无显著的抗高血压作用，因此对这类患者仅一日一次美托洛尔或用缓释制剂常常无效。

对 β一受体阻滞剂的反应有明显的种族差异。中国正常男性对普萘洛尔 β 阻滞作用比白种人至少敏感两倍，也就是说，要产生相同的 β 受体阻滞效应，白种人应有中国人两倍以上的血浆普萘洛尔浓度。中国人对普萘洛尔的降压作用也表现了较高的敏感性,和白种人比,敏感程度要高出 4.5~10 倍。白种人对普萘洛尔减慢心率的作用比黑人敏感,其原因是黑人副交感神经活性显著增高。白种人高血压病患者对 β 受体阻滞剂的治疗作用应较黑人敏感,黑人中的肾素水平低于白种人是导致黑人高血压病患者对 β 受体阻滞剂较不敏感的一个原因。

3. 可待因和吗啡 中枢性镇咳药可待因在体内主要经葡萄糖醛酸结合代谢,同时也部分经由氧位和氮位去甲基化代谢。其氮位去甲基代谢由 CYP2D6 酶催化,为单基因遗传控制。经由这一氧化酶代谢生成的代谢产物有吗啡、去甲吗啡和 6-葡萄糖醛酸吗啡,这三种代谢产物均有药理活性,因而有重要的临床意义。例如,异喹胍氧化代谢弱代谢者服可待因后,常因不能发生去甲基代谢导致不能生成吗啡等活性产物,从而无明显镇咳作用。

可待因的主要代谢途径还是葡萄糖醛酸化。因为这一原因,同时还由于它在大数量人群中使用时安全,因而可待因为研究葡萄糖醛酸代谢特征的理想药。也已证明,中国人和白种人对可待因的葡萄糖醛酸化代谢能力和氧位及氮位去甲基化能力有明显的种族差异,表现为中国人代谢可待因的能力较西方白种人为低。

吗啡在中国人和白种人中的效应有显著的差异,表现为中国人对吗啡的胃肠道反应的敏感性增高,而对吗啡的呼吸抑制作用和心血管抑制作用(血压降低作用)的敏感性较白种人低。

4. 苯妥因 苯妥因(二苯基海因,DPH)在体内主要经 4′-羟化代谢成 4′-羟基苯妥因(HP-PH),苯妥英的 4′-羟化代谢与 S-美芬妥英羟化酶活性相关。苯妥因的羟化代谢表现了很大的个体差异,其血浆内 DPH/HPPH 比值或尿内 HPPH/DPH 比值是苯妥因体内代谢强度的反映。苯妥因代谢异常为常染色体隐性遗传,发生率在大约 1/500。遗传性苯妥因 4′-羟化代谢缺陷者在用药后,可出现肝脏毒性反应。

5. 钙拮抗剂 硝苯地平和其他二氢吡啶类钙拮抗剂的药代动力学有很大的个体差异。特别是口服用药时。例如不同个体在一次服用硝苯地平后,血浆药物浓度可以相差 10 倍。二氢吡啶类钙拮抗剂的氧化受单基因控制。这类药物的个体差异由很多因素引起。虽然遗传因素是决定因素,但包括生理性(如年龄、食物、服药时间)、病理性(如肝、肾疾病)、环境(如吸烟)、合并用药(如口服避孕药、抗癫痫药、H_2 受体阻断剂)、药效学(肝血流量)、给药方法(剂型、给药间隔时间、给药部位)等在内的其他各类因素也都有影响,因为这些因素都能改变硝苯地平和其他二氢吡啶类钙拮抗剂的体内氧化酶的活性。

人体氧化硝苯地平的酶为 P4503A4,控制此酶的基因位于第 7 对染色体;P4503A4 的催化活性以及 mRNA 和免疫蛋白水平均表现了很大的个体差异。P4503A4 的活性和它的量密切相关,这说明基因表达的调控是硝苯地平代谢个体差异的决定因素。

硝苯地平和其他二氢吡啶类钙拮抗剂的血流动力学效应与它们的血浆药物浓度相关,因此,影响这些药物药代动力学的因素,也能引起个体间显著的药效学差异,故用药时要注意。

三、药物作用的时间节律

药物在体内代谢与机体反应可呈现周期性变化过程,各种生物节律对药物在体内的代谢和机体的反应有一定的影响。临床治疗时选择最佳给药时间是保证临床用药安全有效的一个方面。

（一）药物代谢的时间节律

在生物节律的不同时间给药，药物的体内过程和生物利用度等可能呈现某种周期性变化。其中，药物的肝脏代谢表现为一定的昼夜节律性。药物的肝脏清除率与肝血流量和血浆蛋白结合率有关。血浆蛋白浓度有一定时间节律性变化，峰值在下午 4 时，谷值则在凌晨 4 时。这种节律变化自然影响药物的血浆蛋白结合和由此所决定的游离型药物浓度。此外，与白天用药比较，夜间给药时，许多药物的血浆消除半衰期或达峰值浓度时间明显延长，或由药物浓度时间曲线下面积所反映的体内药物总量显著增加，而药物的清除率却显著降低。由此可见，导致药物在夜间消除缓慢而血药浓度明显增加的原因可能是因为肝血流量在夜间明显减少或肝药酶活性在夜间低下。此外，药物在夜间吸收也缓慢。因此，同一药物在不同时间给药其体内过程和药动学参数可能不同。

（二）心血管疾病与药物作用的时间节律

心肌梗死或心肌缺血的发作相对集中在清晨和上午。伴有心脏左室肥厚的患者较无心脏左室肥厚的患者容易发生室上性室性早搏。室性早搏表现有典型的时间节律性，它最易发生在清晨动脉收缩压处于峰值时。上述现象可能是心血管疾病患者的死亡主要发生在清晨和上午的原因。这种病理性节律可能与夜间迷走张力高和白天交感张力高于清晨的节律更替有关，因为在夜间窦性心率渐减慢，在凌晨 4 时则降至最低值，但在此后交感张力迅速回升，因此，在清晨和上午，人的动脉压、心肌兴奋性、心率、心肌耗氧量等均急剧增加；由此可见，减少或预防心血管疾病患者死亡的重要措施之一是发挥药物在清晨和上午的有效保护作用。与上午 8 时服药相比，凌晨 2 时服用单次剂量普萘洛尔 80 mg，尽管引起收缩压和心率的最大抑制效应无差异，但最大效应分别在当日上午 6～8 时和 8～10 时出现；而上午 8 时服药，其心率和收缩压的最大抑制效应分别出现于当日上午 10～11 时和 11～12 时。可见，对于急救患者在凌晨 2 时和上午 8 时各服一次普萘洛尔是预防心血管病患者死亡的有效措施之一。因此有必要强调心脏保护的理想时间应选择在清晨和上午。不限于此，类似研究现已扩展至其他心血管药物，如：强心苷，依拉普利、维拉帕米、尼群地平、阿替洛尔、硝酸甘油、异山梨酯、氨茶碱和利尿剂等，但其确切的时间节律的规律和意义有待进一步阐明。

（三）呼吸系统疾病与药物作用的时间节律

呼吸系统疾病呈一定昼夜节律特性，表现在夜间或清晨气管阻力增高、血氧饱和度降低，尤其是哮喘。支气管运动张力主要受副交感神经调控，而迷走神经活性在夜间比白天高，在凌晨 4 时支气管收缩和黏液分泌达高峰。完全阻断迷走神经对支气管作用的剂量在夜间显著高于白天，这意味着在夜间迷走神经冲动传出增多或支气管平滑肌 M 受体的敏感性增高。与此对应的是，呼吸系统药物的代谢与效应也有一定时间节律。给哮喘患者上午 8 时服用奥西那林 5 mg，夜间 8 时服用 10 mg，可使血药浓度保持昼夜相对恒定，并能有效控制夜间喘息发作。夜间临睡前口服沙丁胺醇缓释片 16 mg，次日凌晨 6 h 的血药浓度接近最佳有效浓度，可明显减轻清晨气管阻力的增加。此外，氨茶碱体内代谢的昼夜节律还与年龄有关，在老年人夜间 9 时口服氨茶碱其吸收延缓且减少。由此可见，上述晨低夜高给药或夜间临睡前用药均旨在增加夜间给药量，有助于清晨气管阻力增高时使血药浓度维持较高水平以有效地发挥其作用。

（四）化学治疗药物毒性的时间节律

目前至少有 20 种常用抗癌药的毒性在动物研究中依赖于给药时间，但在人体研究过的药物迄今只有氟尿嘧啶、顺铂和阿霉素。例如：用阿霉素治疗乳腺癌，下午9时给药较上午9时给药，药物的清除率显著降低、半衰期延长和曲线下面积增加，因而增加了正常和肿瘤组织暴露给药物的机会，导致药物毒性增加。上午6时给药较下午6时给药，患者对阿霉素的耐受较好。此外，异烟肼和磺胺二甲基嘧啶的乙酰化速率在快酰化者也呈一定的时间节律，在上午10时至下午2时乙酰化速率最高，而夜间10时至凌晨2时速率最低。因而提示在治疗快乙酰化者的结核时，单次剂量异烟肼在夜间给药也许对肝脏的毒性低而抗结核作用强。对药物毒性节律的研究，对临床如何选择合理的用药时间，以避免毒性反应有较大的意义。

第三节 药物不良反应

一、药物不良反应的分类

（一）A型不良反应（量变型异常）

A型不良反应发生与药物的剂量有直接关系，并随剂量的增加而加重。一般可以预测，发生率高，死亡率低。例如，镇静催眠药对中枢神经系统的抑制性不良反应就属于A型不良反应。

（二）B型不良反应（质变型异常）

B型不良反应与药物剂量无关，分为药物异常性与患者异常性两种。药物异常性包括药物有效成分的降解产物、杂质、添加剂、脱色剂、增溶剂、稳定剂、赋形剂以及防腐剂等所引起的异常作用；患者异常性包括高敏性体质、特异性遗传体质，如红细胞葡萄糖-6-磷酸脱氢酶（G-6-PD）缺乏所致的溶血性贫血等。此外，药物的变态反应、致癌作用和致畸作用也属于B型不良反应。其特点是发生率较低，但死亡率高，一般很难预测，常规的毒理学筛选难以发现。

二、药物不良反应的构成

（一）不良反应

不良反应是指药物在治疗剂量（或常用剂量）下出现的与用药目的无关的作用，一般为可恢复的功能性变化。如阿托品在治疗胃肠痉挛时，因抑制唾液腺分泌引起的口干和扩瞳引起的视力模糊就是不良反应。产生不良反应的药理学基础是药物的选择性低和作用广泛造成的。当一个药物的某种作用被用于治疗目的时，这个药物的其他作用就可能成为不良反应。

（二）毒性反应

毒性反应指用药剂量过大或用药时间过长引起的严重功能紊乱或组织损伤。例如，链霉素引起的耳聋，抗癌药引起的骨髓抑制。个别患者对某种药物特别敏感也容易引起毒性反应。毒性反应在用药后短期内发生，即所谓急性毒性；也有可能在长期用药后逐渐产生，即所谓慢性毒性。此外，某些药物可能有致畸胎、致癌、致突变，即所谓"三致"作用，也称为特殊毒性。

（三）后遗效应

后遗效应指停药后血浆药物浓度已经下降到治疗浓度以下，甚至药物已从体内完全消除，还残存的有害生物效应。后遗效应长短不一，短的只有数小时，如服用苯巴比妥催眠后第

2 天早晨发生的宿醉现象；也可能很长久，例如长期应用糖皮质激素后，由于药物对腺垂体（垂体前叶）的负反馈抑制作用，使促肾上腺皮质激素（ACTH）分泌减少，因而皮质功能减退，一旦停药会发生肾上腺皮质功能不足，需要几个月甚至半年以上才能恢复。

（四）变态反应

变态反应指一部分患者在接触某种药物后，机体对这种药物产生致敏，当再次使用这类药物而发生的异常免疫反应，也称变态反应。常见的变态反应的表现有皮疹、皮炎、发热、血管神经性水肿等，严重的有过敏性休克。这种反应一般与药物的剂量无关，个体差异也很大。如少数患者接触微量的青霉素就可能引起过敏性休克。

（五）特异质反应

特异质反应是指少数特异体质患者对某些药物反应特别敏感，反应性质也可能与常人不同，但与药物的固有药理作用基本一致，反应的严重程度与剂量成正比。这种特异质反应与遗传有关。例如，红细胞内先天性缺乏 G-6-PD 的患者在服用伯氨喹后容易发生急性溶血性贫血和高铁血红蛋白血症。

（六）停药反应

停药反应指患者长期用某种药物，致使机体对药物的作用已经适应，而一旦停用该药，就会使机体处于不适应状态，主要的表现是症状反跳，如长期服用可乐定降血压，突然停药后次日血压可能急剧升高。

（七）继发反应

继发反应是由于药物的治疗作用所引起的不良后果，又称为治疗矛盾。如广谱抗生素可引起菌群失调而致某些维生素缺乏，进而引起出血和二重感染；免疫抑制药降低机体的抵抗力也可致二重感染。

三、药物不良反应的发生机制

（一）A 型不良反应

1. 药动学原因

（1）药物的吸收：非脂溶性药物口服后吸收不完全，个体差异很大。例如胍乙啶治疗高血压时的剂量可从 10～100 mg/d，但吸收率为 3 %～27 % 不等。如果用药不当，则可引起 A 型不良反应。

虽然药物进入体循环的量与给药剂量有关，但在口服给药时，也受其他许多因素的影响，如药物的制剂、胃肠内容物、胃肠道蠕动、胃肠道黏膜吸收能力及首关消除等。

（2）药物的分布：药物在体循环中分布的量和范围取决于局部组织的血流量和药物透过细胞膜的难易。心排出量对药物的区域分布和组织灌注速率起主要作用。经肝代谢的药物，如利多卡因主要受肝血流量的影响，当心力衰竭肝血流量减少时，利多卡因的消除速率降低，血浆半衰期延长，容易引起 A 型不良反应。

（3）与大分子结合：多数药物吸收入血后与血浆蛋白结合，其结合率多少，对药效及不良反应均有显著影响。药物如与血浆蛋白结合减少或机体缺乏清蛋白时，游离药物浓度增高，使药效增强，可产生 A 型不良反应。

药物与组织结合也是引起 A 型不良反应的原因之一。如四环素和新形成的骨螯合，产生四环素-钙正磷酸盐络合物，在新生儿可引起骨生长抑制及幼儿牙齿变色和畸形。又如氯喹对黑色素具有高度亲和力,因此,药物高浓度的蓄积在黑色素的眼组织中易引起视网膜变性。

(4)药物的生物转化:外源性的化合物主要在肝脏内进行生物转化。药物在人体生物转化分二个阶段,先进行氧化、还原或水解过程,然后再进行结合反应,主要为葡萄糖醛酸化、乙酰化及甲基化等。氧化反应是体内重要的代谢反应,主要在肝细胞内质网中经肝细胞微粒体氧化酶进行。药物氧化的速率主要取决于基因遗传,因此有很大的个体差异。如每天给予苯妥英钠 300 mg,血药浓度范围为 4~40 mg/L,当血药浓度超过 20 mg/L 时,即可产生运动失调、眼球震颤等 A 型不良反应。

有些肝药酶诱导剂可使另一些药物代谢加速,如巴比妥类催眠药与抗凝剂双香豆素合用可使后者抗凝作用减弱或消失。在临床上,为达到和维持疗效必须加大双香豆素的剂量。一旦停用苯巴比妥时,双香豆素的血药浓度即升高,从而产生 A 型不良反应。相反,一些肝药酶抑制剂,可使另一些药物代谢减慢,如氯霉素通过酶抑制作用延缓苯妥英钠的代谢,使苯妥英钠的血药浓度升高 4~5 倍而产生 A 型不良反应。

乙醇和单胺类主要经肝微粒体由单胺氧化酶氧化而代谢。单胺氧化酶抑制剂可抑制上述药物的氧化作用,从而使在肝内由单胺氧化酶进行代谢的药物蓄积而产生 A 型不良反应。

乙酰化是磺胺类、异烟肼、普鲁卡因胺和肼屈嗪等许多药物的主要代谢途径。乙酰化有快代谢型和慢代谢型两种,主要由遗传因子控制,黄种人快代谢型较多,白种人慢代谢型较多。慢代谢型者如长期服用异烟肼,在约 23 ％的患者引起多发性外周神经炎等 A 型不良反应。异烟肼的肝损害作用,也与乙酰化快慢有关,肝损害的 80 ％以上发生在快代谢型者。

(5)肾排泄:婴儿、老人、低血容量休克和肾功能不全患者,由于肾小球滤过率减少,主要经肾消除的药物或其代谢物的排泄变慢,血浆半衰期延长,易产生 A 型不良反应,尤以地高辛、氨基糖苷类抗生素和多黏菌素 E 的毒性较大,要特别注意。

有些药物可经肾小管分泌而排出,如两种药物分泌机制相同,则两药合用可发生竞争性抑制,其中一药可延缓另一药物的排泄,而使血药浓度增加,药效增强,导致 A 型不良反应发生。

2.靶器官的敏感性增强　许多药物不良反应属药动学原因,但也有一些是由于靶器官敏感性增强所致。如神经递质、激素和某些维生素等许多药物是通过与受体结合而发挥药理作用。受体的数目和敏感性有个体差异,而且也可受其他药物的影响。例如乙诺酮本身并无抗凝作用,但如与抗凝药华法林合用,前者可增加华法林对肝受体部位的亲和力,使华法林的抗凝作用明显增强而引起 A 型不良反应。

(二)B 型不良反应

这是一类与药物原有药理作用无关的异常反应,包括药物异常性和患者异常性两种类型。

1.药物异常性　包括药物有效成分的分解产物,药物的添加剂、稳定剂、增溶剂、着色剂等赋形剂以及化学合成过程中产生的杂质所引起的反应。如四环素贮存在温暖条件下可降解,形成一种棕色黏性物而引起范可尼综合征(Fanconi Syndrome)。由于药物赋形剂而引起的不良反应,已越来越受到人们的关注和重视。

2.患者异常性　因为患者异常引起的 B 型药物不良反应主要与患者特异性遗传素质有关,如红细胞缺乏 G-6-PD 所引起的溶血性贫血、遗传性高铁血红蛋白症、恶性高热、血紫质病。氯霉素引起的再生障碍性贫血以及避孕药甲羟孕酮、甲地孕酮引起的胆汁淤积性黄疮等。

患者异常引起的 B 型不良反应也涉及免疫学、致癌及致畸胎等方面。

免疫学原因：大多数药物变态反应为 B 型不良反应，包括Ⅰ型（速发型或过敏性休克型）、Ⅱ型（溶细胞型或细胞毒型）、Ⅲ型（免疫复合物型）及Ⅳ型（迟发型）反应。变态反应为抗原抗体反应。有些药物或其代谢产物为半抗原，与体内的蛋白质、多糖或氨基酸结合后可成为全抗原而产生抗体。例如青霉素 G 及其降解产物青霉烯酸与蛋白质结合后可成为全抗原，再使用青霉素 G 可引起变态反应。

致癌作用：虽然对不少可能致癌的药物难以作出评价，但近几年来报道一些药物确实与人体的致癌作用有关，如肾脏患者常服用复方阿司匹林片（APC）等解热镇痛药，致肾盂癌及膀胱癌的发病率远高于一般人。

致畸作用：动物实验证明不少药物有致畸胎作用，但在人体未必如此，由于反应停数以万计致畸的悲痛教训，因此，认为用于人体的药物须特别慎重。一般在妊娠头 3 个月，胎儿各器官正处在发育关键时期，对药物十分敏感。由于药物影响正常的细胞分裂，容易致畸，故在此期间用药应非常谨慎小心，尽量少用或不用为好。

四、药物不良反应的监测

鉴于药物不良反应的严重性，许多发达国家从 20 世纪 60 年代开始先后开展了药物不良反应监测工作。我国卫生部于 1988 年在北京、上海两地进行了药物不良反应监测工作的试点，并在全国范围内逐步扩大。1989 年正式成立国家药物不良反应监测中心。1997 年 10 月，我国成为 WHO 国际药物监测合作计划参加国的正式成员。由于这项工作在我国开始较晚，广大医务人员对开展药物不良反应监测的重要性和必要性尚缺乏认识，对如何开展监测工作也不太清楚。

（一）药物不良反应监测方法

目前，常用的药物不良反应监测方法有自愿呈报、医院集中监测、记录联结和记录应用等。

1. 自发呈报系统　自发呈报系统分为正式和非正式自发呈报两种形式，前者是指国家或地区设有专门的药物不良反应登记处，成立有关药物不良反应的专门委员会或监测中心，以收集、整理分析自发呈报的药物不良反应资料，并将不良反应信息及时反馈给监测报告单位以保障用药安全。目前，WHO 国际药物监测合作中心的成员国大多采用这种方法。非正式自发呈报无正式登记处，也不设监测中心等组织，大多由医师发现可疑的药物不良反应后向医药商或医药期刊投稿。

自发呈报系统的优点是监测覆盖面大、监测范围广、时间长、简单易行。药物上市后自然地加入被监测行列，且没有时间限制，可以及早形成假说，使药物不良反应得到早期警告。缺点是存在资料偏差和漏报现象。

2. 集中监测系统　在一定时间（如数月、数年）、一定范围（某一地区、几家医院或几个病房）内根据研究的目的详细记录药物和药物不良反应的发生情况，即集中监测。根据监测对象不同可分为住院患者和门诊患者监测。根据研究的目的又可分为患者源性和药物源性监测;前者是以患者为线索,了解用药及药物不良反应情况,后者是以药物为线索对某一种或几种药物的不良反应的监测。我国集中监测系统采用重点医院监测和重点药物监测系统相结合。

集中监测系统通过对资料的收集和整理,可以对药物不良反应全貌有所了解,如药物不良反应出现的缓急、轻重程度,不良反应出现的部位、持续时间,是否因不良反应而停药,是否延长住院期限,各种药物引起的不良反应发生率及转归等。

3.记录联结 记录联结是指通过独特方式把各种信息联结起来,可能会发现与药物有关的事件。通过分析提示药物与疾病间和其他异常行为之间的关系,从而发现某些药物的不良反应。如通过研究发现安定类药与交通事故之间存在相关性,证实安定类药有嗜睡、精力不集中的不良反应,建议驾驶员、机械操作者慎用。

记录联结的优点是监测大量的人群,有可能研究不常用的药物和不常见的不良反应。可以计算不良反应发生率,能避免回忆和访视时的主观偏差,能发现延迟性不良反应。缺点是需要依赖其他已成熟的系统,专门建立系统,则费用昂贵。

4.记录应用 记录应用是在一定范围内通过记录使用研究药物的每个患者的所有有关资料,以提供没有偏性的抽样人群,从而了解药物不良反应在不同人群的发生情况,计算药物不良反应发生率,寻找药物不良反应的易发因素。根据研究的内容不同,记录应用规模可大可小。

(二)监测报告系统

各国情况不同,监测系统各不相同。我国药物不良反应监测报告工作由国家药品监督管理局主管。监测报告系统由国家药物不良反应监测中心和专家咨询委员会、省市级中心监测报告单位组成。

(三)报告程序

药物不良反应监测报告实行逐级定期报告制度。严重或罕见的药物不良反应须随时报告,必要时可以越级报告,最迟不超过 15 个工作日。

药品生产、经营、使用的单位和个人发现可疑的药物不良反应病例时,需进行详细记录、调查,并按要求填写报表、向辖区药物不良反应监测中心报告。

我国目前医院报告药物不良反应一般由医师或临床药师填写报告表,交临床药学室,该室对收集的报告表进行整理、加工,对疑难病例由医院药物不良反应监测组分析评定,然后全部上报辖区药物不良反应监测中心,并将收集到的不良反应报告上报国家药物不良反应监测中心。国家中心将有关报告上报 WHO 药物监测合作中心。

WHO 药物监测合作中心要求各成员国每 3 个月以报告卡或磁盘方式向中心报告所收集到的不良反应。WHO 药物监测合作中心将报告汇总分类后定期向各成员国反馈不良反应信息资料。

(四)不良反应报告范围

1.有关新药任何可疑的不良反应。

2.有明显影响患者治疗可疑的药物不良反应,包括:①可引起患者死亡或危及生命的可疑不良反应;②可导致患者住院或延长住院期或导致明显丧失劳动力的可疑不良反应;③可导致增加住院费用或调查费用的可疑不良反应；④可引起少见的或尚未见到报道的可疑不良反应；⑤妇女妊娠期服用药物而引起畸胎详细情况。

3.可疑的药物相互作用。

第三章　特殊人群用药

第一节　特殊人群用药指导

药物是临床治疗的重要手段之一,但对药物要一分为二地对待,既要看到有利的一面,又要看到不利的一面,大多数药物都或多或少地有一些不良反应(如过敏反应、耐药性、成瘾性等)。由于不同性别、不同年龄、不同疾病对药物的疗效、不良反应都不相同,因此,加强用药指导是药师义不容辞的责任。

一、药学服务中药师的职责

1. 与医生一起设计药物治疗方案(即个体化用药),监测患者用药全过程。对药物治疗作出综合评价,发现和报告药物过敏反应及副作用,最大限度地降低药物不良反应及有害的药物相互作用的发生。

2. 综合管理 PC(药学监护的简称)所必需的资源(包括人和药品)。药物使用管理包括采购、储存、供应及药物使用评价。对医生、护士进行药学指导,提供有关药物的信息咨询服务。对患者采取直接服务,包括用药教育、临床治疗会诊等。

3. 保证合理用药,即安全、有效、经济用药。

(1)药物正确无误。

(2)用药指征适宜。

(3)疗效安全,使用价值适宜。

(4)剂量、用法、疗程妥当(依据药动学和药效学知识决定剂量及疗程)。

(5)用药对象适宜(无禁忌症、不良反应小)。

(6)调配无误。

(7)患者遵从性良好。

4. 建立患者的用药档案,对患者生活质量进行评价。

合理用药的定义要求合理处方必须符合下列标准:

(1)适当的适应症:处方药物的决定完全符合医学原理,并且该药物治疗是安全有效的。

(2)适当的药物:药物的选择是基于疗效、安全、适宜性和价格的考虑。

(3)适当的患者:患者无用药禁忌症、发生不良反应的可能性小、患者能接受该药。

(4)适当的信息:给患者提供与其疾病和其处方的药物相关的、准确的、重要的和清楚的信息。

(5)适当的观察:应该恰当地观察可预期的和不可预期的药物作用。

二、从患者依从性看用药指导的必要性

(一)依从性定义

当患者能遵守医师确定的治疗方案及服从医护人员和药师对其健康方面的指导时,就认为这一患者具有依从性。依从性并不限于药物治疗,还包括饮食、吸烟、运动及家庭生活等多

方面的顺从。

(二)不依从性产生的后果

1. 造成疾病的治疗失败 有的患者因对依从性缺乏正确的认识与理解,随意自行调整药物剂量或随意停药,以致治疗失败。如对感染性疾病采用短期抗菌药物治疗不能坚持1个疗程,往往提早中止用药,其实感染并未被控制;又如仅漏服了1次避孕药就导致避孕失败;再如有的自行减少剂量亦可影响疗效。

2. 导致自身的中毒危险 有的患者在接受药物治疗初期效果不显著,便自行加大用药剂量,可发生严重中毒。如不能正确服用地高辛,自行超剂量服用,企盼尽快控制症状,结果出现了中毒。此外,有的本来在门诊可以诊治的疾病,由于患者的不依从性而要求住院静脉输液治疗甚至造成水肿,有时还可危及生命。

3. 干扰新药的临床试验 在新药的临床试验中,如果其中一种药物具有令人不快的外观和气味,或者用药方法较为烦琐,此时,应对患者对这种药物依从性进行严格监控,否则,临床设计良好的随机、双盲和对照研究会由于患者缺乏依从性而失败。

(三)产生不依从性的原因

1. 用药方案复杂,尤其是对老年人最易引起不依从 不依从性的大小与用药方案的复杂性直接相关,要采用多种药物治疗,患者往往不能准确地遵从服药方法,容易将方法混淆。此外,有的患者多科就诊,用药品种多,用药方案不一,患者同样难以遵循医嘱。特别是老年人容易健忘和痴呆,常对一些简单的用药方法也感到无所适从,如服药几分钟后就忘记是否服用过药物,又会接着服用第2次;还有些患者有时会把各种药物混装在1个瓶子中,自己觉得需要服药时,总会服用从瓶中倒出的第1片药物,按这种方式服药,显然不可能真正遵从医嘱。有的孤寡老人或精神分裂症患者,因无人监督服药,就不能确保按医嘱治疗。

2. 药物的剂型与规格不适宜或包装不当、标签不清 对于视力差和手指灵活性减退的患者和高龄老人,药物的剂型和规格就可成为影响患者依从性的重要因素,如药片太大造成患者难以吞咽,药片过小不利于这些患者抓取;有的液体制剂盛装500 mL瓶中,不利于患者分次使用。

若容器体积过小或瓶盖难以打开,对于患风湿性关节炎或者帕金森症的患者,用药就很困难。此外,有的老年患者对于水泡眼包装或金属箔片包装感到生疏,不知如何服用。

标签本身不明确,采用一些专业术语而不够通俗易懂,如某药在标签上写了每次吃50 mg(每片规格为50 mg),个别患者就当成吃50片,以致中毒送医院抢救。还有的处方其用法说明不确切,如"必要时服药""遵嘱""同前""照服",患者很难理解这些词的含义。

3. 药物的副作用造成患者停用 药物的副作用可以助长不依从性,研究证实,副作用的发生率与早期中断治疗之间有着明显的关系。较为典型的例子是患者服用三环类抗抑郁药,大多数患者在1周后才出现效果,在此之前会出现心动过速、眩晕等不良反应,患者以为自己的病在加重,因而对药物治疗效果产生怀疑,进而可能停服药物中断治疗。所以,医师、药师要想得到患者的依从,还必须让患者知道药物的不良反应及用药注意事项。

4. 对患者缺乏用药指导 医务人员的职业道德行为与工作质量往往会对患者产生较大影响,如果医师能关心患者,认真治疗,患者对医师产生信任感,其治疗的依从性就好;反之,患者不相信医师,依从性就差。另外,药师发药时未能详细解释和指导患者如何正确用药,有的甚至把调配好的多种药品放在1个药袋中发给患者,致使一些患者错把栓剂当成片剂口服等,这些都会影响患者的依从性。

5.患者的主观因素造成不依从性

(1)患者认为自己病情好转,如轻型高血压患者,因病状不明显或无症状的患者,只要自己感觉病情好转,认为继续治疗或中止都没有什么影响,因此就中断服药。

(2)患者对药物治疗效果期望过高,健康保健要求过强。个别患者因担心会对药物成瘾,或者担心出现可能为药物所致(但也可能不是药物引起而归咎于药物)的新症状而中断治疗,这些都是因为对疾病和药物缺乏认识和了解,以致自觉或不自觉地违背医嘱而产生了不依从性。

(3)患者的经济承受能力不足,擅自换用其他比较便宜但疗效较差的药物或疗法。

(4)患者受社会某些不良宣传影响,擅自服用所谓的偏方或秘方。

(四)怎样才能提高依从性

1.简化治疗方案 由于某些患者用药品种较多,且大多是每天3~4次的用法,患者难以按时用药,如果能将用药方案的复杂性降低到最小程度,将有利于提高患者的依从性。例如,采用每天1次剂量的长效制剂及缓释或控释制剂,无论对工作繁忙遗漏服药的患者还是老年患者乃至所有需要接受治疗的人们无不有益。对医师而言,应尽量根据患者情况坚持少花钱治好病的原则,不要开大处方,尽量简化治疗方案,以便进一步提高依从性;对于老年人则应给予更多关注。

2.改善服务态度 医师开处方应执行"处方规则",做到安全、有效、经济的合理用药,药师应不断提高调配处方的水平,认真审方、调配,发药时应耐心交代用药方法,对那些毒副作用较大的药品以及一些特殊用药方法更应详细交代,尽量使患者能掌握用药方法与有关注意事项,这样才能提高患者的依从性。药师、医师应与患者沟通,通过宣传教育让患者自觉提高依从性。

3.加强用药指导 门诊可设立用药咨询窗口,由有经验的高年资药师担任,并发布《用药指导》宣传资料,从多方面对患者进行正确使用药品方面的指导,包括药物的效果、不良反应、用药注意事项等。预先告知患者不仅不会增加药物不良反应的发生率,而且有可能降低自行中断治疗患者的比例。

4.改进药品包装 改进药品包装为解决不依从性问题提供了一条简捷途径,在发达国家已经实行了单剂量配方制(UDDS),我国可根据条件学习改进。例如,单计量的普通包装以及1天量的特殊包装,能够促使患者按时服药并进行自我监督,减少差错。药品包装瓶(或盒)上的标签应醒目、通俗、简单明了,必要时可附加标签以示补充,例如"这是同一制剂的几瓶制剂之一,请服完1瓶后再换另一瓶";又如"该药可能有镇静作用,如发生不适,请勿驾车或操作机器""用法如有疑问请向执业药师咨询"等。

如上所述,非依从性可发生在药物治疗的各个环节。如果患者不能完全遵循医嘱,那么即使花费大量金钱和精力去诊断也是毫无意义的。患者需要了解更多的药物知识,医师、药师、护师有责任、有义务通过用药指导为患者提供这方面的知识,预防、解决与药物治疗有关的问题,及时发现依从性差的原因。确定最佳解决方法,提高患者的依从性。不遵医嘱是有危险的,而用药指导则有助于防止这种危险。

(五)用药指导的基本内容

严格地讲,病患用药指导的基本内容涉及药物治疗的所有信息。既包括药物本身的一般知识,又包括药物治疗的一般知识,涉及医师、药师、护师及患者多个环节。此外,增加患者依从性的所有方法和措施均属用药指导的内容。

1.一般药物知识 深入浅出地向患者或其家属介绍药物的一般知识,可增加患者对医师的信心,提高患者用药的依从性,最大限度地提高药物的治疗作用,降低药物的毒性作用。

(1)药物的作用机制:了解药物的作用机理、作用特点及可能引起的不良反应,可指导患者正确用药。药物在体内发挥作用应达到一定的血药浓度,应严格遵守用药剂量与时间间隔,否则将达不到治疗浓度,产生无效治疗。

服药时间(饭前、饭后、晨起、睡前等)以及某些口服药物的特殊给药方式(舌下含服、嚼碎服及整片吞服等)亦可影响药物的疗效,应随治疗目的严格遵照执行。

(2)选择适当的给药途径:根据疾病的轻重缓急选定药物剂型和给药途径,静脉注射比肌肉注射作用快而强,适用于危急患者。一般肌肉注射强于口服给药,应根据治疗目的,需要选择给药途径。

(3)注意药物的有效期、包装及储藏保管方法,确保药物质量。

(4)注意药物的禁用、慎用、相互作用、配伍禁忌等,减少可能发生的药物不良反应和相互作用。

(5)特殊患者应遵循特殊给药方案:老年人、婴幼儿、孕妇、哺乳期妇女,以及机体器官功能异常的患者应遵循特殊的给药方案,避免发生严重不良反应。

2.药物治疗的基本知识

(1)要重视药物调节与机体自身健康之间的关系。药物是机体各功能系统的整合手段,但不是唯一的手段,疾病的解除最终仍取决于机体自身抗病能力的提高,因此,不可片面依赖药物作用而忽视身体的自我调节和常规保健。

(2)用药物经济学的观点指导临床合理用药。教育患者了解新药物的局限性以及老药新用的知识,不可盲目使用新药、贵药,指导患者选择安全、有效、经济的药物。

(3)条件允许可开展治疗药物监测,设计、制定个体化用药方案。指导患者了解个体化用药的必要性及益处,以求积极合作。

(六)对患者用药指导的方法

用药指导的方法多种多样,包括对医生的医德教育和对患者的用药教育,前者适用于医学院校,贯穿于整个行医生涯;后者则可以根据实际情况和不同对象选择不同方法。

1.个例示范法 个例示范法指运用典型事例,现身说法,教育患者。不合理、不适当用药的病例举不胜举,教训十分深刻。利用典型病例,形象生动。患者记忆深刻,可收到事半功倍的效果。

2.媒介传播法 媒介传播法就是指运用现代化的信息传播媒介和途径,开展多方位多层次的指导用药宣传。我国近年来电视普及率很高,要充分利用这一媒介让近两亿文盲也能受到教育。

3.座谈讨论法 目前,不少医疗单位开展了哮喘病之家、糖尿病之家、癌症之星活动,这些活动既包括了患者与患者间、患者与医师间的防病治病的信息交流,也包括患者用药全过程中的经验交流。通过座谈讨论,在发现治疗全过程中不合理成分的同时,还可以相互鼓励,树立战胜自我、战胜疾病的勇气和信心,提高生活质量。

4.咨询答疑会 咨询答疑会指患者针对自身所患疾病而进行的有关药物治疗信息的咨

询。医师、护师、药师都可能成为咨询对象，而满意的咨询效果，不但取决于医护人员的态度、责任心，也取决于对有关用药知识的掌握程度，以及采取的方式方法是否得当、得体。

5.专题讲座会　针对性强、浅显易懂的科普式专题讲座也可以作为对患者用药指导的方法实施。患者可通过专家的科普讲座，获得自己需要的信息。专题讲座的前提是浅（不深奥）和易（不难理解，不难记忆）。

6.科普教育法　随着人们知识水平的提高及自我保健意识的增强，组织专家编写《家庭医生》《大众医学》之类的科普读物，可最大限度地满足人们"大病医院，小病药店，没病保健"的知识需求。必要时在社区开展用药知识和有关技能方法的科普教育。

第二节　老年人用药

随着社会的发展、医学的进步和人民生活水平的不断提高，人类寿命正在延长，人口老龄化日益明显。老年人在生理、心理等方面均处于衰老与退化状态，许多老年人同时患有多种疾病，而大多数疾病又为慢性病，需进行长期治疗，因此，用药的机会和种类较多，而因为不合理用药造成的损害也明显增加。正确使用药物，尽量减少毒副反应和药源性疾病，对获得预期疗效尤为重要。

一、老年人的疾病

（一）老年人疾病的主要分类

经现代医学研究表明，人进入老年期以后，由于组织器官的老化和生理功能的减退，老年人易患的疾病以及病时临床表现的特点都明显不同于中青年人。老年人患病主要包括五类：

1.发生在各年龄组的疾病，如感冒、胃炎、心律失常等。

2.中年期起病延续到老年的疾病，如慢性支气管炎、慢性肾炎、类风湿性关节炎等。

3.老年期易患的疾病，如癌症、糖尿病、痛风等。

4.老年期起病为老年人特有的疾病，如脑动脉硬化症、老年性白内障及老年性痴呆等。

5.极少数的老年人也可患儿童常见的传染病，如麻疹、水痘、猩红热等。

（二）老年人易患的疾病

1.根据大量流行病学调查发现。在城市，老年人的主要疾病依次为：高血压病、冠心病、高脂血症、慢性支气管炎、脑血管病、糖尿病及恶性肿瘤等；在农村，则以慢性支气管炎、肺气肿及慢性胃炎居多。

2.根据住院老年人病种分析，以心血管、高血压、呼吸系统疾病为多。

（1）心血管疾病：其中，冠心病占心血管疾病的 49 ％～65 ％，高血压占心血管疾病的 43 ％～52 ％。

（2）呼吸系统疾病：其中慢性支气管炎占呼吸系统疾病的 43 ％～55 ％。

（3）消化系统疾病：其中，慢性胃炎占消化系统疾病的 11 ％～33 ％，溃疡病占消化系统疾病的 11 ％～26 ％。

（4）其他：高脂血症、糖尿病、颈椎病、骨质增生、老年性白内障及脑血管意外等。

3.导致老年人死亡的主要疾病

（1）按系统分，以心血管疾病、脑血管疾病、恶性肿瘤及呼吸系统疾病居前四位。

（2）按单个疾病分，以恶性肿瘤占第一位；此外，致死较多的有冠心病、肺心病、脑血栓形成及脑出血等。

（三）老年人患病的特点

1. 起病隐袭，症状多变　老年人对各种致病因素的抵抗力及对环境的适应能力均较弱，且容易发病。同时，由于老年人反应性低下，对冷热、疼痛反应性差，体温调节能力也低，故自觉症状常较轻微，临床表现往往并不典型，如老年人的肺炎可无寒战高热、咳嗽轻微、白细胞不升高等。由于年龄差别，老年人甲状腺机能亢进的表现未必同年轻人一样明显，也未必有年轻人一样的典型症状，如多动、怕热、出汗、眼球突出和甲状腺肿大等症状，老年患者就不如青年患者那样明显。由于老年人感觉减退，急性心肌梗死时可无疼痛，泌尿道感染时的尿急、尿频、尿痛等膀胱刺激症状不明显，容易造成漏诊和误诊。

2. 病情进展，容易凶险　老年人各种器官功能减退，机体适应能力低下，故一旦发病，病情常迅速恶化。如老年人溃疡病，平时无明显胃肠道症状，直至发生消化道大出血才就诊，发现已并发出血性休克和肾功能衰竭，病情迅速恶化。老年心肌梗死起病时仅感疲倦无力、出汗、胸闷，但很快出现心力衰竭、休克、严重心律失常甚至猝死现象。

3. 多种疾病，集于一身　老年患者一人多病的现象极为常见。一种是多系统同时患有疾病，如有的老年人有高血压、冠心病、慢性胃炎、糖尿病、胆石症等多种疾病于一身，累及多个系统；另一种是同一脏器、同一系统发生多种疾病，如慢性胆囊炎、慢性胃炎、慢性结肠炎等同时存在，增加诊断和治疗上的困难。

4. 意识障碍，诊断困难　老年患者几乎不论患何种疾病，均容易出现嗜睡、昏迷、躁动或精神错乱等意识障碍和精神症状，可能与老年人脑动脉硬化、血压波动、电解质紊乱及感染中毒等有关，也给老年人疾病的早期诊断增添困难。

5. 此起彼伏，并发症多　老年患者随着病情变化，容易发生并发症。主要有：①肺炎在老年人的死亡原因中占 35 ％，故有"终末肺炎"之称；②失水和电解质失调；③血栓和栓塞症；④多脏器衰竭，一旦受到感染或严重疾病，可顺次发生心、脑、肾、肺两个或两个以上脏器的衰竭；⑤出血倾向、褥疮等。

二、老年人的生理变化影响药动学改变

（一）吸收

老年人胃肠道肌肉纤维萎缩，张力降低，胃排空延缓，胃酸分泌减少，胃液的 pH 值升高，一些酸性药物解离部分增多，吸收减少。胃排空时间延迟，小肠黏膜表面积减少。心输出量降低和胃肠动脉硬化而导致胃肠道血流减少，肠道上层细胞数目减少，有效吸收面积减少。这些胃肠道功能的变化对以被动扩散方式吸收的药物几乎没有影响，如阿司匹林、对乙酰氨基酚，而对于如维生素 C、铁剂、钙剂等这些需要载体参与吸收的药物则吸收减少。

（二）分布

老年人细胞内液减少和功能减退，脂肪组织增加而总体液及非脂肪组织减少，使药物分布容积减少，加上心肌收缩无力，心血管灌注量减少，故影响药物分布。血浆蛋白含量降低，直接影响药物与蛋白质的结合，使游离药物浓度增加，作用增强。如华法林的蛋白质结合率高，因为老年人血浆蛋白降低，使血中具有活性的游离药物比结合型药物多，常规用量就有出血的危险。地高辛、地西泮的分布容积也随年龄增长而降低。

（三）代谢

肝脏是药物代谢和解毒的主要场所,老年人的肝脏重量比年轻人减轻 15 %,代谢分解及解毒能力明显降低,容易受到药物的损害,同时,机体自身调节和免疫功能也降低,因而也影响药物的代谢。肝酶的合成减少酶的活性降低,药物转化速度减慢,半衰期延长,如利多卡因、苯巴比妥、咖啡因、普萘洛尔、哌唑嗪、氯丙嗪、哌替啶、阿司匹林以及保泰松等。由于老年人的肝功能低下,对于一些药物分解的首次过敏效应能力减低。肝细胞合成白蛋白的能力降低,血浆白蛋白与药物结合能力也降低,游离药物浓度增高,药物效力增强,如普萘洛尔造成的肝性脑病,就是因为血液中游离普萘洛尔多,造成心输出量减少,供应脑组织的血流量减少,引起大脑供血不足,出现头晕、昏迷等症状。老年人服用普萘洛尔要注意减量或延长间隔时间,利多卡因的首次过敏效应也很强,老年人使用时也应减量。

（四）排泄

肾脏是药物排泄的主要器官,老年人肾脏的肾单位仅为年轻人的一半,老年人的某些慢性疾病也可减少肾脏的灌注,这些均影响药物的排泄,使药物在体内积蓄,容易产生不良反应或中毒。老年人肾脏功能变化较为突出和重要。肾小球随年龄的增长而逐渐纤维化和玻璃样变性,肾小球基底膜增厚,肾小动脉壁弹力纤维明显增多增厚、弹性降低。肾小管细胞脂肪变性,基膜变厚,部分肾小管萎缩或扩张,肾小球、肾小管功能降低,肾血流量减少。当老年人使用经肾排泄的常量药物时,就容易蓄积中毒。特别是使用地高辛、氨基糖苷类抗生素、苯巴比妥、四环素类、头孢菌类素、磺胺类、普萘洛尔等药物时要慎重。解热镇痛药中的非那西丁、中药朱砂(含汞)以及关木通中的马兜铃酸对肾损害很大,老年人要避免使用。

老年人这些生理变化影响药物的吸收、分布、代谢和排泄,亦影响药物的效应和不良反应,这些都是老年人科学、安全、合理用药的依据。

三、老年人常用药物的不良反应

老年人因用药不当而引起不良反应,其发生率为 15 %～20 %,且药物反应比较严重,下面几点尤为注意:

1. 镇静安眠药,如地西泮(安定)、氯氮䓬(利眠宁)等,易引起神经系统抑制,表现为嗜睡、四肢无力、神经模糊及口齿不清等。长期应用苯二氮䓬类药物可引起老年人抑郁症。

2. 解热镇痛药,如阿司匹林、乙酰氨基酚等,对于发热尤其高热的老年人,可导致大汗淋漓,血压及体温下降,四肢冰冷,极度虚弱甚至发生虚脱。长期服用阿司匹林、吲哚美辛等可导致胃出血,呕吐咖啡色物和黑便。

3. 降压药,如胍乙啶、利血平、甲基多巴长期服用易致精神抑郁症。

4. 抗心绞痛药物,如硝酸甘油可引起头晕、头胀痛、心跳加快,可诱发或加重青光眼;硝苯地平(心痛定)可出现面部潮红、心慌、头痛等反应。

5. 抗心律失常药如胺碘酮可出现室性心动过速;美西律(慢心律)可出现眩晕、低血压、手足震颤、心动过缓和传导阻滞。

6. β-受体阻滞剂如普萘洛尔(心得安)可致心动过缓、心脏停搏,还可诱发哮喘,加重心衰。

7. 利尿剂如呋塞米(速尿)、氢氯噻嗪可致脱水、低血钾等不良反应。

8. 庆大霉素、卡那霉素与利尿剂合用可加重耳毒性反应,可致耳聋,还可使肾脏受损。由于一些药物对肾脏产生毒性,老年人应当避免使用四环素、万古霉素等药物,羧苄青霉素、庆大霉素、头孢菌素类、多黏菌素需要减量或适当延长间隔时间。因大量长期应用广谱抗生素，可导致肠道菌群失调或真菌感染等严重并发症。

9.降糖药，如胰岛素、格列齐特等，因老年人肝肾功能减退，使用时易出现低血糖反应。

10.洋地黄类药物，如地高辛等，强心药可引起室性早搏、传导阻滞及低钾血症等洋地黄中毒反应。

11.抗胆碱药物，如阿托品、苯海索（安坦），抗抑郁药，如丙咪嗪等，可使老年前列腺增生的患者抑制排尿括约肌而导致尿潴留。阿托品亦可诱发或加重老年青光眼，甚至可致盲。

12.抗过敏药物，如苯海拉明、氯苯那敏（扑尔敏）等，可致嗜睡、头晕、口干等反应。

13.肾上腺皮质激素类药物，如泼尼松（强的松）、地塞米松等，长期使用可致水肿、高血压，易使感染扩散，可诱发溃疡病出血。

14.维生素及微量元素，如维生素 A 过量可引起中毒，表现为厌食、毛发脱光、易发怒激动等；维生素 E 过量会产生严重副作用，如静脉血栓形成、头痛及腹泻等；微量元素锌补充过量可致高脂血症及贫血；硒补给过多，可致慢性中毒，引起恶心、呕吐、头晕、口干等反应。

四、老年人用药不安全的因素分析

（一）一个患者患多种疾病或多处求医诊治

经调查 1036 名离休干部，患有三种以上疾患的占 61 ％，两种以上的高达 87 ％，且大多数人都到多个医院诊治，接受多位医生的治疗。又因为医生不认真记载病历，而各个医院使用的药品会出现同一药商但品名不同的问题，很有可能造成重复用药。有的专科医生看病只看专科，多科诊治多科用药；有的医生不仔细询问病情，头痛医头，眼病医眼，不找病因；有时一个患者去多家医院，医生不认真询问和阅看病史就盲目诊断。

（二）一药多名易造成重复用药

统计 200 种常用药品，一种药有 4 个药名的占 20 ％，5 个药名的占 25 ％，6 个药名的占 25 ％，7 个药名的占 15 ％，甚至有 10 个药名以上的药存在。例如，卡马西平片的别名有：痛惊宁、退痛、又癫宁、得理多、立痛定、痛可宁、酰胺咪嗪、镇痉宁、镇惊宁以及卡巴咪嗪。奥美拉唑又名洛赛克、渥米哌唑、奥克、彼司克、亚砜咪唑、艾斯特、安胃哌唑以及福尔丁。

在目前国内上市的药品中，药品名称的标注首先是突出商品名，而药品通用名往往使用带括号的小字。另外，商品名称相似的也非常多，极易在调剂工作及患者用药过程中造成混乱。值得重视的是，患者在服用药物时，不同商品名称的药物重复使用或同时使用，从而增加乱用药物和滥用药物的可能性。

（三）复方药物制剂使用不当易造成重复用药

我们每一个人都有可能服用复方药物，医生每天都开出复方药物的处方。如果使用不当，会造成重复用药或引起不良反应。例如，含有乙酰氨基酚（扑热息痛）的复方制剂有：康必得片、福尔思、日康胶囊、泰若感冒片、帕尔克、丽珠感乐、白加黑、伤风感冒液、感冒片以及可利达。

（四）药物剂型多、规格多易造成重复用药

例如抗溃疡病的奥美拉唑，常州四药生产的商品名为奥克，佛山康宝顺生产的商品名为奥多拉唑-康宝顺，悉普拉药厂生产的称奥美拉唑-悉普拉，阿斯特拉药厂生产的称洛赛克。又如硝苯地平又称硝苯啶、硝苯吡啶、心痛定、利心平,有片剂 10 mg/片、胶囊剂 5 mg/粒、控释片 20 mg/片、喷雾剂 100 mg/瓶。同一药物同一剂型不同商品名其规格、含量不同,用法也不同。拜耳生产的硝苯地平称拜心痛,为控释片,30 mg/片;山东德州生产的硝苯地平称得高宁,为缓释片,10 mg/片。非洛地平又称波依定,片剂有 2.5 mg、5 mg、10 mg,其初时剂量为 2.5 mg,qd;常用维持剂量为 5～10 mg,qd。

(五)部分老年患者特殊心理状态

1. 认识偏颇,迷信名药、新药、贵药和"洋药"。

2. 治病心切,胡乱投医购药。某些医院曾对 50 名肝炎患者进行调查,发现有 46% 的患者住院前曾自购药品进行治疗。

3. 偏听偏信。由于缺乏医疗卫生知识及偏听偏信而乱用药的做法在许多患者当中普遍存在,这样的行为往往造成不良后果。

4. 不遵医嘱。据调查,30% 的患者不按处方剂量服药,擅自增减用药剂量,这不仅对治疗不利,严重的还会危及生命安全。

(六)看广告吃药

当今市场竞争激烈,一种产品,多家生产,既有国外的、中外合资的,也有国内的厂家。为了自己的产品能打开销路立于不败之地,就产生竞相宣传的状况。譬如,一个环丙沙星就有印度的、山西太原的、天津的不同版本。第三代头孢菌素的产品头孢氨噻肟,就有 8 种以商品名命名的产品广告。广告内容往往是好的方面说得多,而不良反应却少说或根本不谈,缺乏基本的科学态度。药物是一把"双刃剑",任何药物既有治疗作用,又或多或少地伴随着不良反应。患者看广告吃药弊多利少,不利于治疗。

五、为确保老年人用药安全的对策

(一)医师的治疗方案要简单明了

简化用药方案,便于老年人正确领会,执行医嘱,以免错服、漏服。处方上药物的名称、剂量、用法应书写清楚。注意选择便于老年人服用的剂型。有些老年人吞服片剂或胶囊有困难,尤其是药量较大或药物种类较多时更难吞服。在这种情况下,选用冲剂、口服液更好。尽量选用适合老年人的、简便、有效的给药途径。急性期有注射、舌下含服、雾化吸入等途径。一般疾病或疾病的恢复期则以口服为主。口服是一种最简便、最安全的给药方法,应尽量采用。一般合用药物以 3～4 种为宜。尽量避免长期用药、重复用药,注意用量个体化,防止药物蓄积中毒。

(二)药师更要关注老年人

1. 对有特殊性注意事项的药物,在发药时要重点解说,使患者明确用法。瓶签和药袋的标记要清楚。特别是对患有多种疾病的,如肝、肾功能不全的老人用药要特别重视。老年人记忆力差,药师在发药时一定要耐心细致地解说,保证患者正确用药。

2. 由于老年人记忆力减退,容易忘服、多服、误服药物,需嘱咐家属帮助督促检查,提高用药的安全性和有效性。

3. 普及科普医药知识,告知老年患者最忌滥用的药物:如糖皮质激素类药物、解热镇痛药物、抗生素、维生素、泻药以及安眠药物等都应避免滥用。

　　(三)老年人自己要合理应用保健药品

　　老年患者不要轻信广告的宣传,随意自行使用广告药品。不能滥用偏方和秘方、滋补药或抗衰老药。一般来说,老年人适量或经常补充些维生素 C、E、A、D 和钙片是有益的,但不遵医嘱盲目服用或长期过量服用,非但收不到保健效果,反而会招致机体功能失调。如人参虽大补元气,但每日服用西洋参 3 g 以上,有人会出现"人参滥用综合征",表现有高血压、皮疹、失眠、流鼻血乃至精神错乱等症状。因此,服用补药也要"辨证施补",应该是不虚不补及缺啥补啥,才有益于健康。

六、老年人用药注意事项

　　(一)要认识老年人常患有多种慢性病及症状不典型的特点

　　老年人疾病诊断的最大困难在于:症状不典型,体征不明显,对各种检查反应不灵敏。如急腹症,老年人可只感腹部不适,腹壁紧张不明显和触诊反跳痛引不出;急性心肌梗死可无心前区痛,有患者主诉剑突下及胃区不适或钝痛,伴有恶心、呕吐,常被误诊为胃炎。老年人常患有多种慢性病,根据症状和体征推断出来的病理生理结论可以大不相同,治疗上亦不相同。所以,诊治老年人疾病,首先要抓住主要矛盾,避免不良反应。例如,老年人常患青光眼,男性常有前列腺肥大,而在老年人中枢神经疾患的药物治疗中,有不少药物有抗胆碱作用,如不加注意,可引起尿潴留及青光眼恶化。

　　(二)要切记老年人多种机能减退,要特别注意合理选择药物

　　1.抗菌药　由于致病微生物不受人体衰老的影响,因此,抗生素的剂量一般不必调整,但需注意老年人生理特点,其体内水分少,肾功能差,容易在与年轻人的相同剂量下造成高血药浓度与毒性反应,对肾或中枢神经有毒性的抗生素,如链霉素、庆大霉素,应尽量不用,此类药更不可联合应用。

　　2.肾上腺皮质激素　老年人常有关节痛,如患有类风湿性关节炎、肌纤维组织炎(风湿)而服用可的松类药;老年人常患有骨质疏松,再用此类激素,可引起骨折,特别是股骨颈骨骨折,故应尽量不用,更不能长期大剂量治疗,如若必须用,需加入钙剂及维生素 D。

　　3.解热镇痛药　如吲哚美辛(消炎痛)、保泰松、安乃近等,容易损害肾脏;而出汗过多又易造成老年人虚脱。

　　4.利尿降压药　利尿药可以降压,但不可利尿过猛,否则容易引起有效循环血量不足和电解质紊乱。噻嗪类利尿剂不宜用于糖尿病和痛风的患者。老年人在降压治疗中容易发生体位性低血压,应注意观察血压变化,不能降得太低。最好不要用利血平,因为其会加重老年人的抑郁症状。老年人利尿降压宜选用吲达帕胺(寿比山)。

　　(三)要结合老年人的具体条件开展药物治疗

　　1.尽量减少用药品种,能用一种药治疗的,就不要用两种或更多的药,切忌堆积疗法。要尽可能用最小的有效剂量,尤其是镇痛药、解热镇痛药、镇静催眠药、麻醉药。

　　2.药物治疗要适可而止,老年人高血压大多有动脉粥样硬化的因素,药物使之降至 135/85 mmHg 左右已可,如更低会影响脑血管及冠状动脉的灌注,甚至可诱发脑血管堵塞(脑血栓)形成。室性早搏如控制到完全消失,势必要用大剂量抗心律失常药,这类药都有较大的副作用。能控制偶发室性早搏 2～3 次/分钟,则适可而止。

　　3.在家庭用药要及时注意观察疗效和反应:家庭备用药品仅仅是对一般症状的应急或对

慢性疾病的方便而设置的,如果用药后症状不缓解或病情不同既往,或其来势迅猛,或疼痛剧烈,或表现极度衰弱者,则应尽快到医院就诊,以免贻误治疗的最佳时机。凡有新的症状或体征出现,或原有的症状加重,都应首先检查是否与药物治疗有关。

4. 应考虑老年人用药的药品价格 对疗效相近而价格便宜的药物,应优先选用。多数老年人慢性疾病较多,而经济往往受限,若药物价格过于昂贵,则很有可能难以坚持长期系统的治疗。

5. 控制老年人的输液量,一般每天输液量控制在 1500 mL 以内为宜,输生理盐水每天不得超过 500 mL。在输葡萄糖注射液时,要警惕患者有无糖尿病,如有糖尿病应加适量胰岛素及钾盐。

第三节 小儿用药

一、小儿发育不同阶段的用药特点

(一)新生儿用药特点

新生儿期,其生理和代谢过程正处于迅速发展和变化阶段,药物代谢和药物动力学过程也随之迅速改变,故其药物剂量不能单纯用成人剂量机械地折算,否则药物会因过量而引起毒性反应,也可能因药量不足而影响疗效。

1. 给药途径的影响

(1)局部用药方面:新生儿体表面积相对较成人大,皮肤角化层薄,局部用药透皮吸收快而多,外敷于婴儿皮肤上可引起中毒的药物有硼酸、六氯酚、萘、聚烯吡酮和水杨酸,故要防止透皮吸收中毒。

(2)口服用药方面:新生儿胃肠道吸收可因个体差异或药物性质不同而有很大差别,如氯霉素吸收慢而无规律,磺胺药可全部吸收。

(3)注射给药方面:皮下或肌肉注射可因周围血循环不足而影响吸收分布,一般新生儿不采用。

(4)静脉给药方面:静脉给药吸收最快,药效也可靠,但必须考虑到液体容量、药物制剂和静脉输注液体的理化性质以及输注的速度。大多数静脉用药可安全地由护士给药,但戊巴妥钠、地西泮等作用剧烈的药物,在使用时有引起急性中毒的可能,应有医师配合给药。另外,如普萘洛尔、维拉帕米等少数药物较一般药物更易引起危险,故给药应更慎重。

2. 体液分布的影响 新生儿总体液占体重的 80 %(成人为 60 %),相对较成人高,因此,水溶性药物在细胞外液稀释后浓度降低,排出也较慢。早产儿的卡那霉素分布容积较成熟儿小,因而血药峰浓度较成熟儿高,可见,早产儿和新生儿一样较成熟儿更易发生卡那霉素中毒,对听神经和肾功能造成影响。

3. 血浆蛋白结合率的影响 新生儿的血浆蛋白结合率低,不仅是因为新生儿的低蛋白血症,主要是药物不易与血浆蛋白结合,因为新生儿体内血浆蛋白的性质有变化。另外,有胆红素、游离脂肪酸在血液中存在,就更减弱了弱酸性药物的血浆蛋白结合率。不易与新生儿血浆蛋白结合的药物有氨苄青霉素、地高辛、吲哚美辛、苯巴比妥、保泰松、苯妥英钠以及水杨酸盐等,磺胺药与血浆蛋白结合可与胆红素相竞争,且因磺胺药物对白蛋白亲和力比胆红素强,应用后黄疸病儿血中游离胆红素成分增多,代谢和排泄胆红素能力低下,加之新生儿血脑屏障功能差,致使血中游离胆红素侵入脑组织,甚至造成核黄疸。安钠咖、氯丙嗪、维生素 K_1、维生素 K_3、萘啶酸、呋喃坦啶、新生霉素、伯氨喹以及磺胺类药物都可促使新生儿黄疸或核黄疸的发生。

4.酶的影响　新生儿的酶系统尚不成熟和完备,某些药物代谢酶分泌量少且活性不足,诸如水解作用、氧化作用和还原作用等生化反应均低下。如新生儿应用氯霉素后,由于缺乏葡萄糖醛酸转移酶结合成无活性的衍生物,促使血中游离的氯霉素增多,易造成氯霉素中毒,使新生儿皮肤呈灰色,引起灰婴综合征;新生霉素也有抑制葡萄糖醛酸转移酶的作用,从而引起高胆红素血症;磺胺类、呋喃类药物也可使葡萄糖醛酸酶缺乏的新生儿出现溶血。所以,新生儿用药时要考虑到肝酶的成熟情况,一般出生两周后肝脏处理药物的能力才接近成人水平。如新生儿黄疸不退,说明其肝药酶尚未发挥充分的解毒作用,应及时请医生处理或给予酶诱导剂(如苯巴比妥治疗核黄疸)产生酶促作用,使胆红素排出,黄疸消退。

5.肾功能的影响　新生儿肾脏有效循环血量及肾小球过滤率较成人低 30 %～40 %,对青霉素 G 的清除率仅为 2 岁儿童的 17 %。很多药物因新生儿的肾小球过滤率低而影响排泄,致使血清药物浓度高,半衰期也延长,此种情况在早产儿中更显著,甚至可因日龄而改变。青霉素 G 对出生 0～6 d 者半衰期为 3 h,7～13 d 者为 1.7 h,大于等于 14 d 可接近儿童,为 1.4 h,至 1～2 月才接近成人。氯霉素在新生儿半衰期为 250 h,而成人仅为 4 h。所以,在新生儿或儿童时期,药物剂量不能相同。一般新生儿用药量宜少,间隔应适当延长。这些药物有氨基苷类、地高辛、呋塞米、吲哚美辛、青霉素和呋喃类,新生儿肾功能的成熟过程需要 8～12 个月才能达到成人水平。

(二)婴幼儿期用药特点

1.口服给药　口服时以糖浆剂为宜;油类药物应注意,绝不能给睡熟、哭吵或挣扎的婴儿喂药,以免引起油脂吸入性肺炎;混悬剂在使用前应充分摇匀。

2.注射给药　由于婴儿吞咽能力差,且大多数不肯配合家长自愿服药,在必要时或对垂危病儿采用注射方法,但肌肉注射可因局部血液循环不足而影响药物吸收,故常用静脉注射和静脉点滴的方法。

3.服用肠溶片或控释片时,不能压碎,否则其疗效下降,造成刺激,引起恶心、呕吐。

4.婴幼儿期神经系统发育未成熟,患病后常有烦躁不安、高热、惊厥等症状,可适当加用镇静剂,对镇静剂的用量,年龄愈小,耐受力愈大,剂量可相对偏大。但是,婴幼儿对吗啡、哌替啶等麻醉药品易引起呼吸抑制,不宜应用。氨茶碱虽然不属于兴奋剂,但却有兴奋神经系统的作用,使用时应谨慎。

(三)儿童期用药特点

1.儿童正处在生长发育阶段,新陈代谢旺盛,对一般药物的排泄比较快。

2.注意预防水电解质平衡紊乱　儿童对水电解质的代谢功能还较差,如长期或大量应用酸碱类药物,更易引起平衡失调,应用利尿剂后易出现低钠、低钾现象,故应间歇性给药,且剂量不宜过大。

3.激素类药物应慎用　一般情况下,尽量避免使用肾上腺皮质激素,如可的松、泼尼松(强的松)等;雄激素的长期应用常使骨骼闭合过早,影响小儿生长和发育。

4.骨和牙齿发育易受药物影响,如四环素可引起牙釉质发育不良和牙齿着色变黄;孕妇及 8 岁以下儿童禁用四环素类抗生素。

二、当前儿科用药中常见的一些问题

小儿特别是新生儿的生理特点，决定了药物在体内的过程与成人不同。由于用药特殊化、复杂化，从而要求在药物品种、剂量、剂型、规格、用法等方面作出更细致的考虑。调查结果显示，当前国内一些药物的剂型规格并不完整，甚至不适合儿科临床使用，因而给患儿治疗带来一定困难，许多人错误地把小儿用药看成是成人的缩影，造成小儿用药成人化，以致出现不少问题。

1. 抗菌药物使用不合理　目前，抗菌药物的滥用现象较为突出，对感染性疾病如肠痉挛、单纯腹泻以及一般感冒发热患儿，不究其因，先用抗生素，有的甚至用价格昂贵的第三代头孢菌素。据统计：在治疗上呼吸道感染或普通感冒时，使用抗生素者高达 99 ％。对于急诊患儿，有的首先给予庆大霉素，名曰"保险，勿需做皮试"，殊不知导致了肾毒性和耳聋的严重后果。另外，对儿科的感染性腹泻，有的不恰当地给予抗生素治疗，事实上婴幼儿感染性腹泻 62.8 ％～63.4 ％为轮状病毒和肠产毒性大肠杆菌感染，使用抗生素既不能缩短其病程，亦不能减轻腹泻症状，相反导致了耐药菌株和二重感染的产生。喹诺酮类药物以其抗菌谱广、抗菌作用强而成为 20 世纪 80 年代以后的主导抗菌药之一，但该类药可引起幼年狗及其他哺乳动物的骨关节，特别是负重关节软骨组织的损伤，然而，临床的实际情况是其在 12 岁以下的少儿及孕妇中使用较为普遍，且用量偏大。

2. 解热镇痛药滥用的危害多　当前含吡唑酮类的复方制剂（如氨非咖片、氨乃近、去痛片、散利痛片等）仍有销售，其解热镇痛效果可以肯定，但不宜长期使用，尤其儿童在使用中很易出现再生障碍性贫血和紫癜，应在用药前后检查血象；又如新生儿使用含阿司匹林的制剂，由于新生儿胃内酸度低，胃排空迟缓，药物吸收慢，易在胃内形成黏膜糜烂；据英美以及其他国家有关资料表明，给发热儿童使用阿司匹林与雷耶氏（Reye's）综合征的发生有密切关系，Reye's 综合征是一种常见的急性脑部疾病，并与肝脏的脂肪变化有关，可出现于感冒、水痘等病毒感染，病死率高达 50 ％；再者，感冒通用于儿童造成血尿是因为其成分之一的双氯芬酸抑制前列腺素合成与释放之故，对处于生长发育阶段而肾功能又发育不全的儿童来说，感冒通不宜作为治疗感冒的常用药。对乙酰氨基酚是目前应用最广的解热镇痛药，其疗效好，副作用小，口服吸收迅速、完全，但应注意其剂量不宜加大，3 岁以下的儿童应慎用。

3. 把微量元素及维生素当作绝对安全的营养药　不少独生子女及部分医师将微量元素与维生素药视为"营养药"，长期或超大剂量服用，例如微量元素锌，浓度达 15 mg/L，则有损害巨噬细胞和杀灭真菌的能力，增加脓疮病的发生率。因此在补锌时，应注意可能伴随的并发症。

服用维生素应根据身体需要，若滥用和过量长期使用则会产生毒副反应。如有的家长将鱼肝油丸作为"补剂"长期给儿童服用，或者在防治佝偻病时过多使用维生素 D 制剂，致使体内维生素 A、D 浓度过高，出现周身不适、胃肠反应、头痛、骨及关节压痛、高钙血症等慢性中毒症状。

4. 长期大量输注葡萄糖注射液　葡萄糖注射液有营养、解毒、强心、利尿四大作用，不少医院把 10 ％葡萄糖注射液作为新生儿常用的基本液,以致有不少报道称由于 10 ％葡萄糖注射液输入过快而引起新生儿高血糖症。新生儿肾小管对葡萄糖的最大吸收量仅为成人的1/5,对糖耐受力低,胰岛细胞功能不全,胰岛素的活性低,因而,过快或持久地静脉滴注可造成医源性高血糖症,甚至颅内血管扩张而致颅内出血。

三、小儿用药注意事项

目前,小儿安全用药问题越来越多地受到关注和重视。这是因为小儿体格和器官功能等各方都处于不断发育的时期,相比于成年人要更加脆弱和敏感。因此,小儿用药尤应注意以下几个问题:

1.熟悉小儿特点,绝不滥用药物 临床医师和药师应了解小儿在不同发育时期的解剖生理特点、药物的特殊反应,严格掌握用药指征,坚持合理用药,才能取得良好疗效,又不致产生不良反应及药源性疾病。婴幼儿用药,要克服滥用现象,尤其是在农村及基层医疗卫生单位,滥用抗生素、维生素,滥用解热镇痛药及滥用两种球蛋白的现象比较普遍。所以,药物切不可滥用。

2.严格掌握剂量,注意间隔时间 所用药物剂量应随小儿成熟程度及病情不同而不同。小儿用药剂量是一个既重要又复杂的问题。由于小儿的年龄、体重逐年增加,体质强弱各不相同,用药的适宜剂量也就有较大的差异,近年来肥胖儿童比例增加,根据血药浓度测定发现,按传统的体重计算剂量,往往血药浓度过高,故肥胖儿童的个体化给药也是当前研究的新课题。因此,必须严格掌握用药剂量。在小儿用药方面,还要注意延长给药间隔时间,切不可给药次数过多、过频,故监测婴幼儿体内药物浓度很重要,尤其在疗效不好或怀疑过量时,应测血药浓度来调整给药剂量和间隔时间。

3.根据小儿特点,选好给药途径 一般来说,能吃奶的或耐受经鼻饲给药的婴幼儿,经胃肠给药较安全,应尽量采用口服给药。新生儿皮下注射容量很小,药物可损害周围组织且吸收不良,故不适用于新生儿。早产儿皮肤很薄,多次肌肉注射可发生神经损伤,最好不采用此方法。较大的婴幼儿,循环较好,可用肌肉注射。婴幼儿静脉给药,一定要按规定速度滴注,切不可过快过急。要防止药物渗出引起组织坏死。不断变换注射部位,防止反复使用同一血管引起血栓静脉炎。另外,还要注意婴幼儿皮肤角化层薄,药物极易透皮吸收,甚至中毒。因此,外用药的用药时间不要太长。

4.小儿禁用或慎用的化学药物 小儿禁用或慎用的化学药物有:阿司匹林、吲哚美辛(消炎痛)、氯霉素、四环素、卡那霉素、新霉素、链霉素、氯丙嗪、奋乃静、苯巴比妥、水合氯醛、地西泮(安定)、氯氮䓬(利眠宁)、利血平、二巯基丙醇、维生素 K_3、亚甲蓝、甲基睾丸酮、苯甲酸钠咖啡因、山梗菜碱、毛花苷丙、地高辛、甲磺丁脲以及呋塞米(速尿)等。

总之,小儿处于生长发育的重要阶段,在解剖、生理、病理方面有明显的特点,许多脏器(如心、肝、肾)、神经系统功能发育尚不完全,对许多药物极为敏感。肠管相对较长,消化道面积相对较大,肠壁薄,黏膜富于血管,通透性强,吸收率高,肾小球过滤率低,排泄功能差。而且小儿从心理上对药物的色、香、味及外观也有一定要求,故给小儿治病应将药理学、生理学及心理学紧密地联系起来。

参考文献

[1]陈仁国.临床内科药物治疗学[M].长春:吉林科学技术出版社,2019.

[2]李懿君.多种西药合用不良反应分析及其西药临床合理用药的对策[J].世界最新医学信息文摘,2019(87):160+165.

[3]王兆军,王文钰,夏海清,等.现代临床药剂学[M].长春,吉林科学技术出版社,2018.

[4]柳文媛,宋沁馨,吴春勇.药物分析进展 第2版[M].南京:江苏科学技术出版社,2018.

[5]刘霞,施长城.儿科住院不合理用药现状和危险因素分析[J].中国医院药学杂志,2019(21):2210-2215.

[6]尹述凡.药物原理概论[M].成都:四川大学出版社,2018.

[7]岳发瑞.药物咨询工作在药学服务中的作用[J].临床医药文献电子杂志,2018(70):170.

[8]刘宝枚.临床药理与药物治疗应用[M].北京:科学技术文献出版社,2018.

[9]郎丰山.实用药物应用与临床[M].天津:天津科学技术出版社,2018.

[10]博新玲.妊娠期的药物应用[J].基层医学论坛,2019(01):121+133.

[11]刘平.精编药理学与临床药物治疗[M].长春:吉林科学技术出版社,2019.

[12]张素平,吴长智,鲁培,黄巧妹.哺乳期患者抗感染治疗及哺乳安全的病例分析[J].海峡药学,2018(03):256-258.

[13]张艳.现代临床实用药物学[M].长春:吉林科学技术出版社,2019.

[14]安霞.抗菌药物在儿科临床治疗中的合理应用分析[J].心理月刊,2019(16):171.

[15]刘治军,韩红蕾.药物相互作用基础与临床 第3版[M].北京:人民卫生出版社,2019.

[16]张建.第三代头孢菌素类抗菌药物药理作用及其临床合理用药的探讨[J].基层医学论坛,2019(22):3236-3237.

[17]张秀峰.临床药物治疗的安全应用[M].北京:科学技术文献出版社,2018.

[18]习小月.孕期抗菌药物使用对妊娠期感染性疾病患者分娩结局的影响[J].医学理论与实践,2017(20):3063-3064.

[19]李振卿,宫英,尚玉花,等.临床药物学[M].天津,天津科学技术出版社,2019.

[20]李焕德.临床基本药物手册 第2版[M].长沙:湖南科学技术出版社,2018.

[21]季晖.药理学[M].南京:东南大学出版社,2019.

[22]杨婷婷,崔海.多种西药合用的不良反应分析促进西药临床合理用药[J].海峡药学,2018(11):235-236.

[23]李铭笙.实用临床诊疗与药学指南[M].长春:吉林科学技术出版社,2019.